宇宙的螺旋密码

对“自然—生命—医学”物质链的重新解译

钟　华◎著

SPIRAL PASSWORD OF THE UNIVERSE

暨南大學出版社
JINAN UNIVERSITY PRESS

中国·广州

图书在版编目（CIP）数据

宇宙的螺旋密码：对“自然—生命—医学”物质链的重新解译/钟华著．—广州：暨南大学出版社，2015.5
ISBN 978-7-5668-1415-9

Ⅰ．①宇…　Ⅱ．①钟…　Ⅲ．①中医学—研究　Ⅳ．①R2

中国版本图书馆 CIP 数据核字（2015）第 089964 号

出版发行　暨南大学出版社

地　址：中国广州暨南大学
电　话：总编室（8620）85221601
营销部（8620）85225284　85228291　85228292（邮购）
传　真：（8620）85221583（办公室）85223774（营销部）
邮　编：510630
网　址：http://www.jnupress.com　http://press.jnu.edu.cn

排　版：广州市科普电脑印务部
印　刷：深圳市新联美术印刷有限公司

开　本：850mm×1168mm　1/32
印　张：3.625
彩　页：24
字　数：126 千
版　次：2015 年 5 月第 1 版
印　次：2015 年 5 月第 1 次

定　价：18.00 元

（暨大版图书如有印装质量问题，请与出版社总编室联系调换）

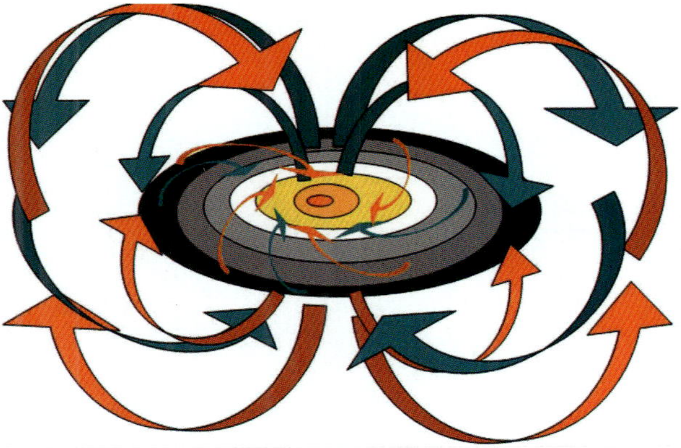

图 1　粒子物质运行示意图（内收性粒子）

两种颜色的箭头代表该粒子的两种亚粒子运行方向①。

---

① 亚粒子的运行机制分别与图 1 和图 7 的粒子相同，仅仅是直径小得多，预计亚粒子的大小是粒子本身的 $10^{-33\pm}$ 至 $10^{-40\pm}$ 倍。±：表示粗略计算。

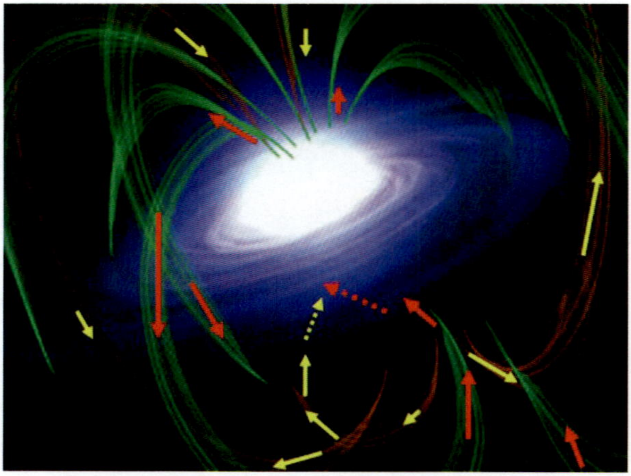

图 2　内收性粒子的模型

虚线箭头为旋转平面的物质粒子运行方向，实线箭头是旋转平面两侧空间物质运行方向，颜色不同代表粒子的内部运行方式不同。

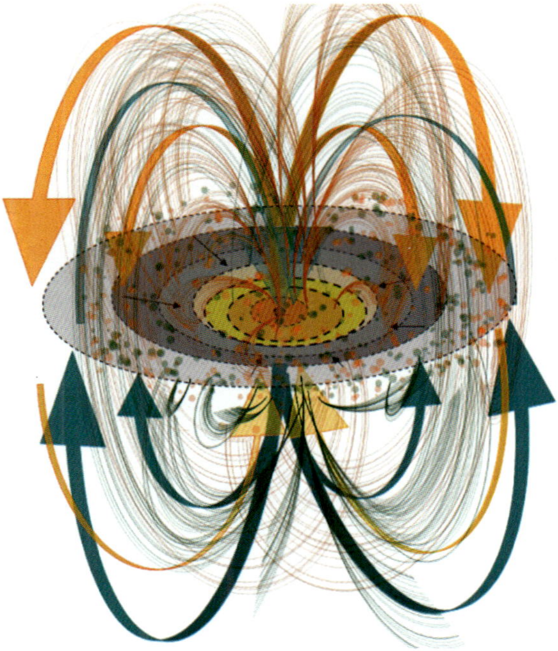

图 3　粒子物质运行模式图（内收性粒子全结构图）

两种颜色的箭头代表该粒子的两种亚粒子的运行方向。

从图中我们可以看到，圆盘中心的物质较容易分离为两种不同性质的粒子，而周边部分则容易将两种不同性质的粒子结合为中性物质，并不断向内收缩进入中心位置，再次分解为两种不同性质的粒子，然后发射出去，最终完成循环。

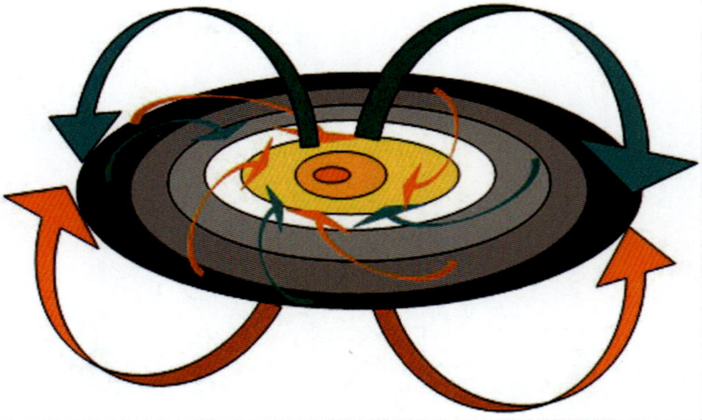

图 4　粒子物质运行模式简化图（内收性粒子）

为简化图像，去除外周和中心之间两种不同性质的粒子的循环部分，圆盘中心的物质较容易分离为两种不同性质的粒子，这两种粒子又在周边位置聚合。

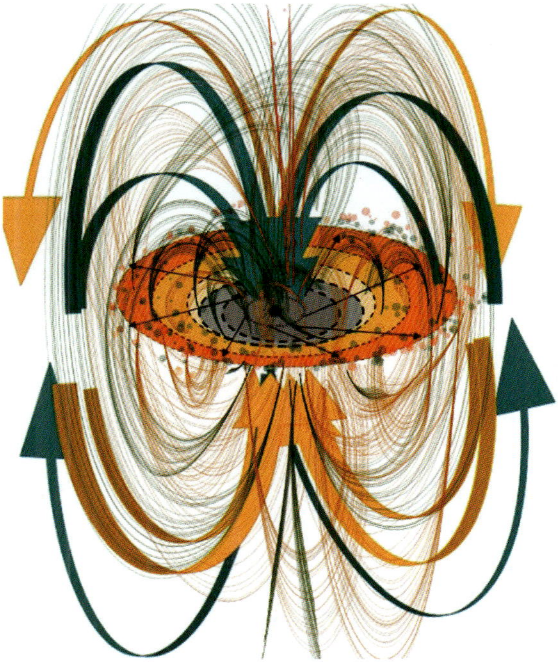

图 5　粒子物质运行模式图（外放性粒子全结构图）

两种颜色的箭头代表该粒子的两种亚粒子运行方向。

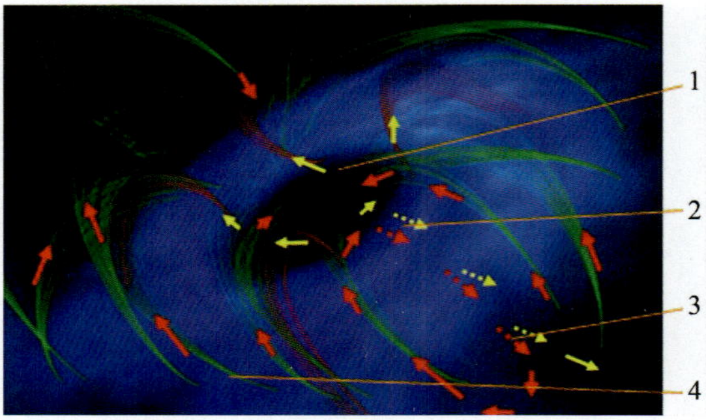

图 6　外放性粒子的模型

1 表示中心区域发射的 B 型粒子；2 表示 A、B 型粒子结合区域；3 表示在星系盘面运行的粒子；4 表示星系盘底部发射的 A 型粒子。

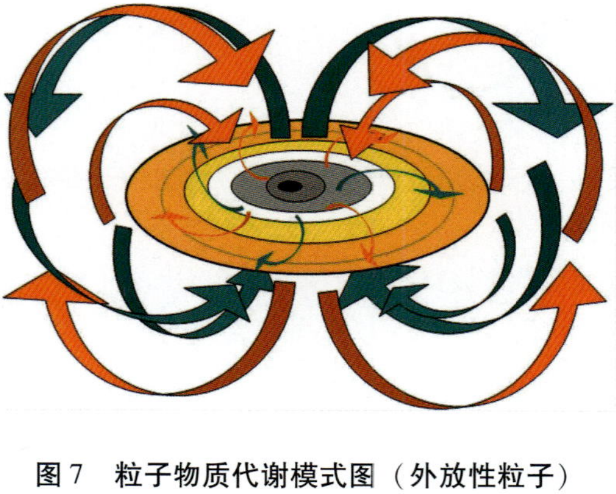

图 7　粒子物质代谢模式图（外放性粒子）

两种颜色的箭头代表该粒子的两种亚粒子运行方向。

从图中我们可以看到，圆盘周边的物质较容易分离为两种不同性质的粒子。这两种不同性质的粒子在中心部分结合为中性结合物，并随着圆盘向外推移，最终运行至外周，继而再循环。

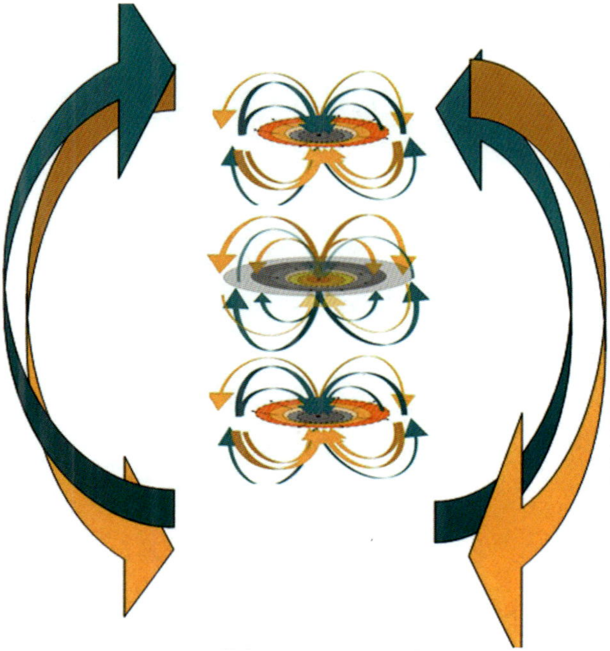

图 8　三种不同粒子可以组成一个影响力近似为球形的个体示意图

两种颜色的箭头代表两种亚粒子运行方向。

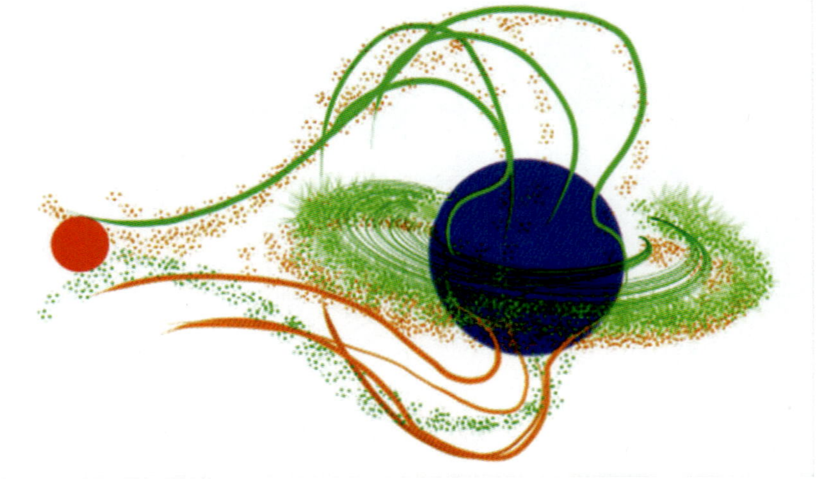

图 9　地球与太阳的物质交换示意图

红色球体代表遥远处的太阳，蓝色球体代表近处的地球，绿色和橙色线条代表太阳粒子，绿色和橙色云雾样粒子代表地球磁场粒子。

太阳抛射的 A、B 两型粒子为相对结合型，并由于大粒子之间的磁场粒子被快速散发，两者之间结合得比刚刚离开太阳时更紧密，但是当接近地球南北极时易被磁粒子冲散而稍微分离，所以磁场弱的赤道面容易形成中性物质结合得更为紧密的区域，通常情况下容易形成美丽的行星环。南北极的粒子具有附带性，导致引发引力的小粒子更容易趋向两极而降落于地心，因此两极地区引力略大。

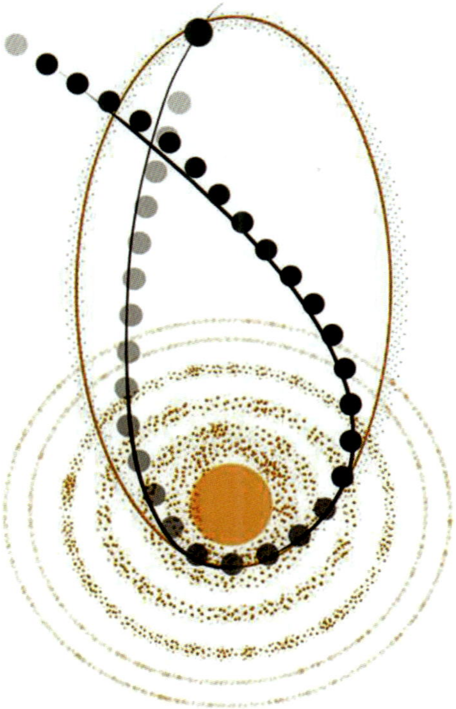

图 10　**水星轨道**

黄色球体为太阳，黑色小球体为水星运行轨迹。

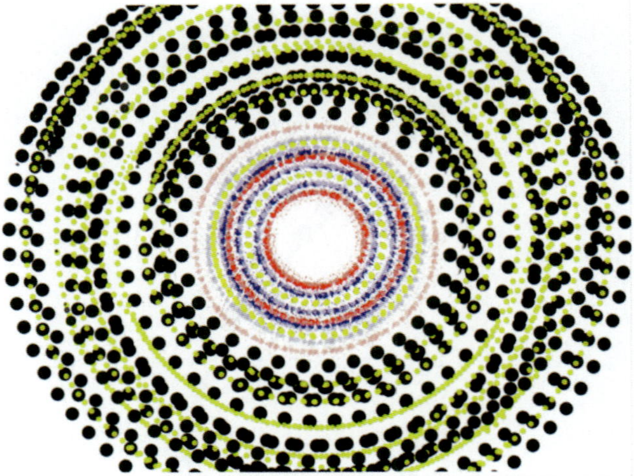

图 11　光束通过前衍射孔的情形图

黑色表示质子或原子核，黄色表示电子，红色和蓝色表示空间中其他粒子，蓝色表示内收性粒子，红色表示外放性粒子。

本图意在说明光束穿过前，衍射根据自身结构在粒子的相互作用下，已经表现出一定的环状结构的可能。

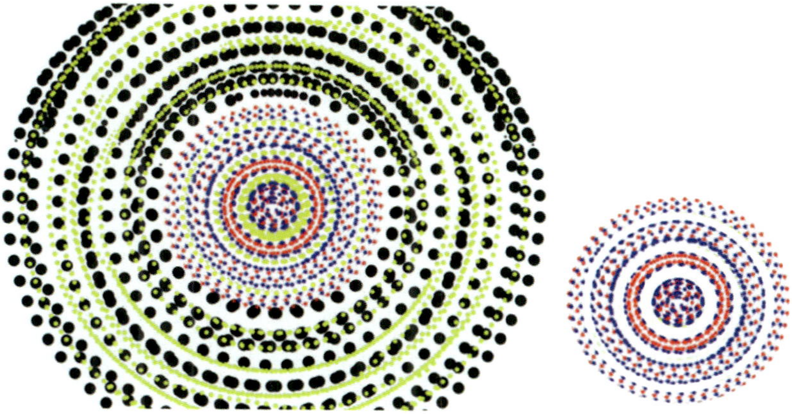

图 12　光子通过时的衍射孔微观示意图（正面图）

左侧为光线穿过衍射孔时的正面图形，右侧为光线离开衍射孔后横断面图形；黑色表示质子或原子核，黄色表示电子，蓝色和红色粒子表示光束的两种光磁粒子。

在形成这样的结构图形过程中，光磁粒子和电子、质子形成的相互作用是主要因素，但它们之间的作用又是“争夺”组成光磁粒子的更微小亚粒子的结果。

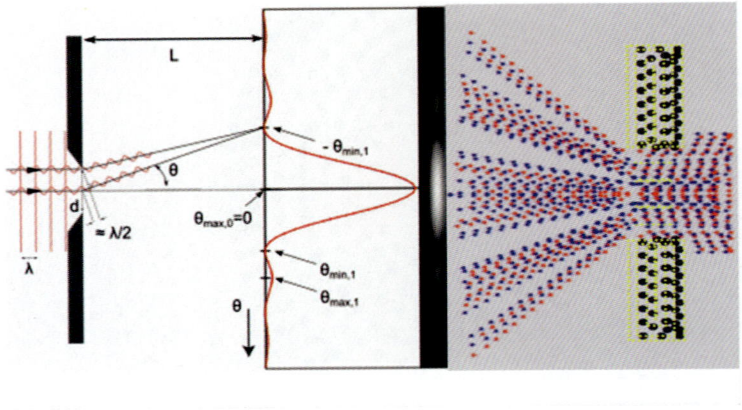

图 13 衍射孔示意图（侧面图）

左边是数学解释图，右侧是实际发生的模式图。

右侧图中，黑色粒子代表质子（或原子核），黄色粒子表示电子；红色和蓝色粒子代表光束的两种光磁粒子。黑色和蓝色是内收性体系，红色和黄色是外放性体系。

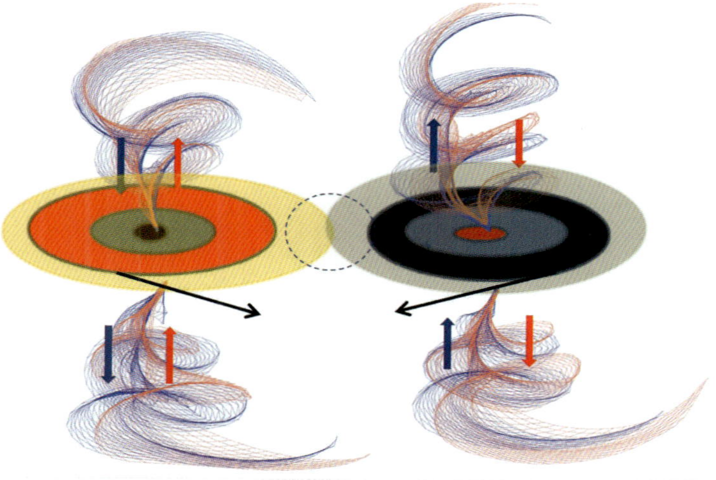

图 14　两个正反电子靠近示意图

由于两粒子虚线区域物质运动同、磁极相反且两者分属不同体系，所以有利于粒子融合。黑色箭头表示旋转方向，蓝色和红色箭头表示磁场两粒子的运动方向。这两种正反粒子在虚线区域融合后，同向的粒子结合可以形成两束不同方向的光子束。

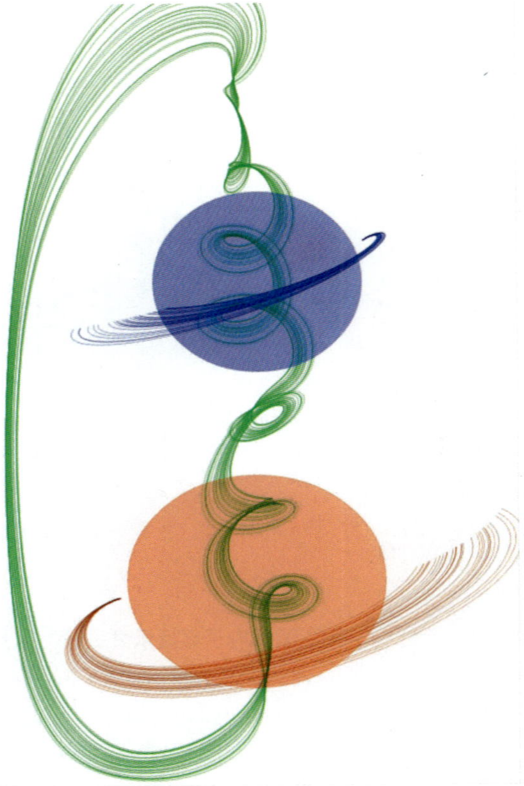

图 15　质子和电子的磁极相吸引时的结构图

由于磁极相对时磁场粒子无法以原有的旋转方向进入对方，所以两粒子的中间物质积聚，从而隔离两粒子。图中磁场粒子（亚粒子）以顺时针方向进入上面的电子，却被迫改变方向，逆时针旋转进入下面的质子，造成了粒子间的隔离效应，使它们不能融合。

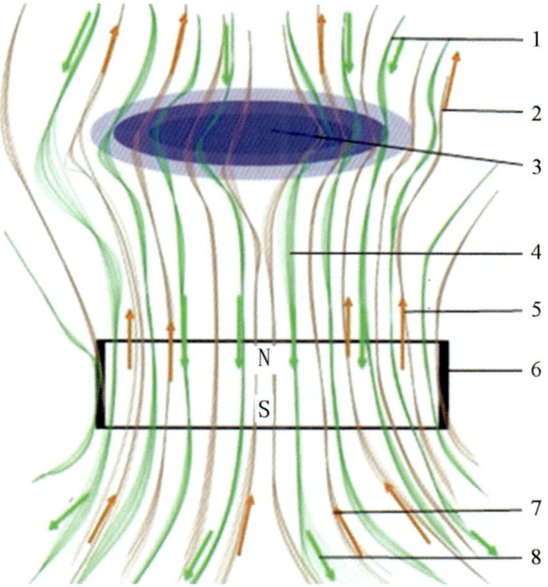

图 16　超导体悬浮于磁场之上

黑色长方形代表磁体，蓝色椭圆形代表低温超导体，绿色线条和红色线条表示磁场两粒子的运行路径：

1 表示磁体回纳的 S 极光磁粒子，绿色粒子，绕过超导体前；2 表示磁体 N 极发出的粒子，橙色粒子，绕过超导体后；3 表示低温超导体；4 表示磁体回纳的 S 极发出的粒子，绕过超导体后；5 表示 N 极光磁粒子，橙色粒子，绕过超导体前；6 表示磁体；7 表示磁体回纳的 N 极光磁粒子；8 表示 S 极发出的光磁粒子。

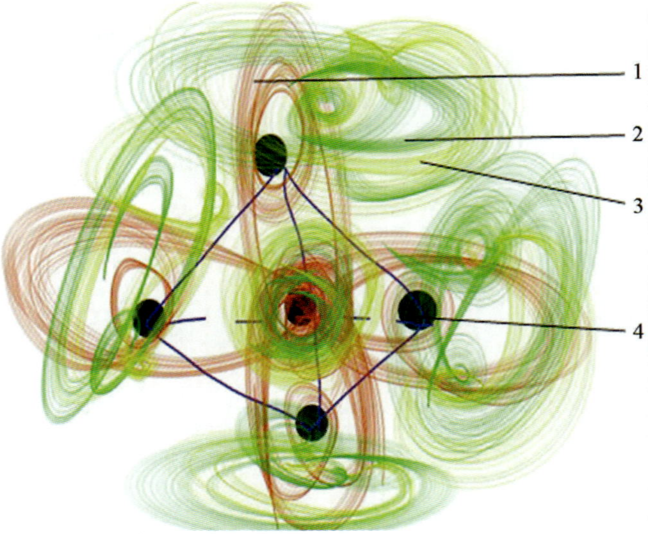

图 17　原子核的内部结构和空间排列示意图

1 表示电子运行轨道；2 表示环绕电子的光磁粒子、内收性粒子；3 表示环绕质子的光磁粒子、外放性粒子；4 表示质子。

黑色和绿色代表外放性粒子，而红色和黄色代表内收性粒子。

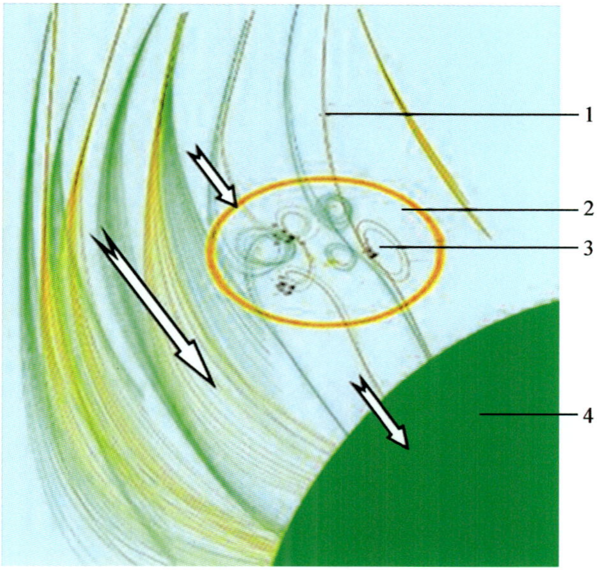

图 18　引力示意图

1 表示由外太空进入地球内部的微小粒子；2 表示地球表面的物体；3 表示地球外部的粒子进入物体后，它们将继续向地心方向运动，从而对物体产生连带效应；4 表示地球。

绿色球体代表地球，绿色线条和黄色线条代表两种体系的微小粒子。

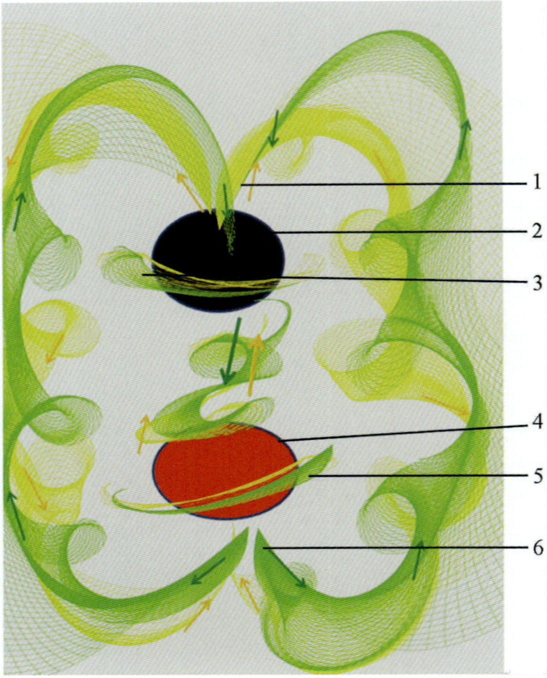

图 19　强力的形成示意图

红球表示内收性粒子，对向吸收更小粒子；黑球表示外放性粒子，对向释放更小粒子；黄色线条表示内收性粒子流动，绿色线条表示外放性粒子流动。

1 表示由外放性粒子两端发出的下一级粒子群；2 表示外放性粒子；3 表示向心性外放的粒子群，主要包含两种性质不同的粒子的结合体；4 表示内收性粒子；5 表示离心性内收的粒子群，主要包含两种性质不同的粒子的结合体；6 表示内收性粒子两端回纳的下一级粒子群。

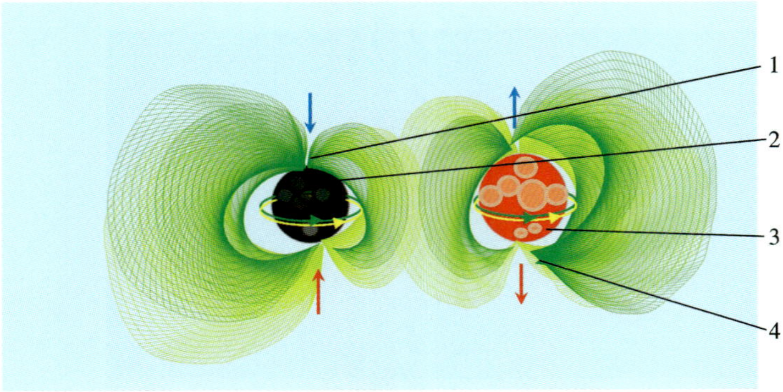

图 20　弱力的形成示意图

1 表示由外放性粒子两端发出的下一级粒子群；2 表示外放性粒子；3 表示内收性粒子；4 表示内收性粒子两端回纳的下一级粒子群。黄色线条表示内收性粒子流动，绿色线条表示外放性粒子流动。

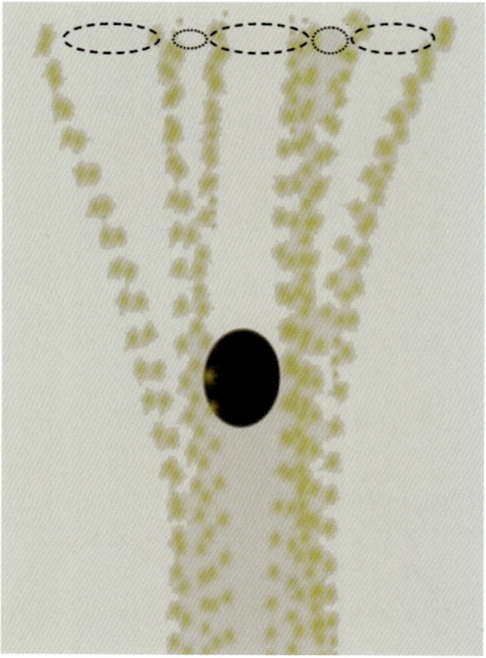

图 21　高速电子流受到质子影响后所形成的影像

黑色球体代表质子，棕色点状物代表电子，虚线区域代表实验影像。

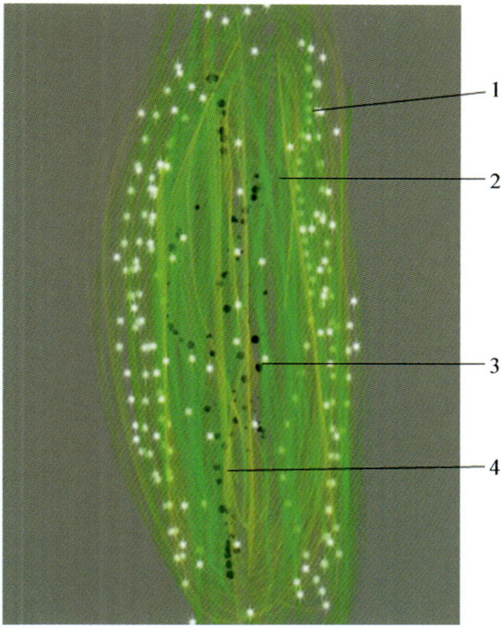

图 22　地壳内的熔岩流分子结构示意图

1 表示电子（白色粒子）；2 表示外放性光磁粒子（绿色线条）；3 表示质子或原子核（黑色颗粒）；4 表示内收性光磁粒子（黄色线条）。

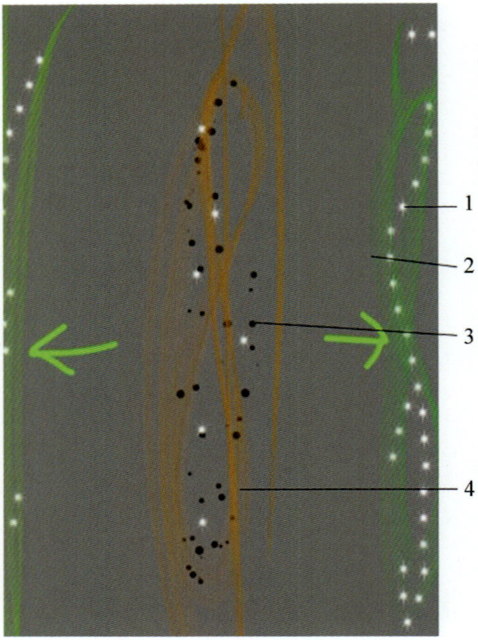

图 23　火山喷发物分子示意图

1 表示电子（白色粒子）；2 表示外放性光磁粒子（绿色线条）；3 表示质子或原子核（黑色颗粒）；4 表示内收性光磁粒子（橙色线条）。

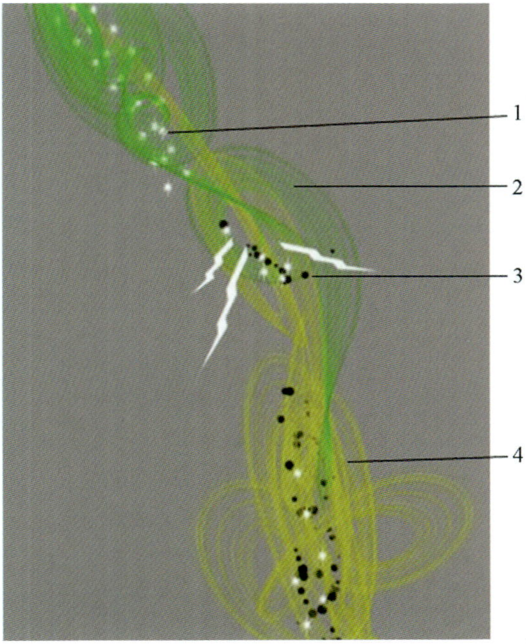

图 24　火山闪电发生原理图

1 表示电子（白色粒子）；2 表示外放性光磁粒子（绿色线条）；3 表示质子或原子核（黑色颗粒）；4 表示内收性光磁粒子（黄色线条）。

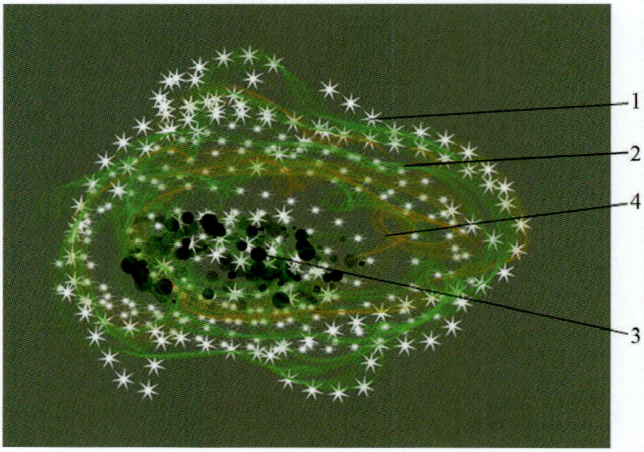

图 25　分子标准模式示意图

1 表示电子（白色粒子）；2 表示外放性光磁粒子（绿色线条）；3 表示质子或原子核（黑色颗粒）；4 表示内收性光磁粒子（黄色线条）。

前　言

什么是宇宙？什么是生命？许多人都想给出答案，对于宇宙，爱因斯坦曾有自己的答案。或许他是对的，但或许他仍然是错的；对于生命，达尔文以进化为导向，阐述了生命和物种起源，但他的说法真的正确吗？真正的答案需要经得起时间的检验，经得起严密的逻辑推理。

本文所描述的宇宙是一个包含现有科学概念的宇宙。这是一个没有时间、没有距离、没有质量的宇宙，但它同样可以解释科学对世界已经形成的认识，例如：在这种宇宙中，光子的波粒二象性是由光子的复合结构造成的；地球和太阳之间实际上并没有引力，而是物质流导致的；超导现象具有物质运动的细节结构；生命具有另一种起源论等。

一切从星系的螺旋运动的理解开始。所谓“滴水可以穿石”，任何微小的力量经过漫长岁月的累积都可以产生很大的影响。星系亿万年的旋转又会对这个世界造成什么样的影响呢？为什么星系在旋转，恒星在旋转，行星在旋转，甚至微小的粒子也在旋转呢？如果以连续螺旋的眼光来看待宇宙的变化又会如何呢？

本书描述的仅仅是无限的螺旋以及螺旋层叠后的状况。它构筑了星系，构筑了星球，构筑了我们眼前的一切，当然也构筑了我们自己。而对这一切的理解要从分析现有科技发展的内在方式出发，因为现代文明对世界的理解主要来自西方，而自古以来西方文明实际上是一种自我局限的文明。

钟　华

2014 年 11 月

目　录

第一章　西方文明起源和发展过程中所形成的自我局限

随着社会的发展，科学技术也日新月异，在这一方面许多科学家作出了杰出贡献。然而科学在为我们的生活带来了许多便利的同时，也带来了困惑。显然，科学对世界的理解似乎并不透彻。

在人类发现自然的过程中，多数科学技术的发明和科学真理的发现都是基于数理逻辑，尤其是西方科学。现在几乎所有科学领域的研究仍在继续寻求对宇宙的整体解释，这是科学家们一直努力的方向。我们现在有很多理论可以用来解释宇宙，但这些理论仍然基于数理逻辑，它们对宇宙的解释真的正确吗？

判断一个理论是否正确，一定要从其整体思维模式和方法入手。现代科学技术似乎已经发展到了“很高”的阶段，人们往往认为根据已有的方式方法所得到的结论已经可以对自然现象有一个很好的解释了，因此很少有人停下来认真思考一下自己是否是在“歧途”上发展“科学”和“真理”。

我们能不能在现有的基础上进一步提高对宇宙的认识，得出更为合理的解释呢？这似乎是个难题。事实上，我们容易被眼前的“高科技”所“蒙蔽”，认为科学无所不能，而理性的科学家看到了研究时出现的困难，因为解决的问题和产生的问题一样多。现代科学理论真的正确吗？我们需要重新分析，因为我们得到的信息之多前所未有。为突破眼前的困难，找到以往研究的空白点，我们仍然需要完整地回顾科学发展之路，而科学的发展过程实际上是事物标准化后逻辑发展和演变的过程。

从各种学科对专业的研究过程看，事物的标准化似乎是研究的必然过程。只有进行标准化才能进行对比，才能找到更好的方式来进行研究，因此实现标准化是为科学发展铺平道路，也一直是科技进步潜在的推动力。但是事实上，标准化是存在内在条件的，这个条件就是为了体现物体或事件的某一个特点而忽略其他的差异，因此可以这样说，以标准化为基础的现代科技发展之路实际上就是忽略差异之路。

由于人们脑中已经有了很多固定的标准化概念，所以本书首先探讨现有的科学和文明中的标准化内在问题，因为多数标准概念大家都认为是绝对正确的、无法推翻的，但事实并非如此。基于这种情况，我们将事物标准化过程中所产生的问题分为以下几个方面：

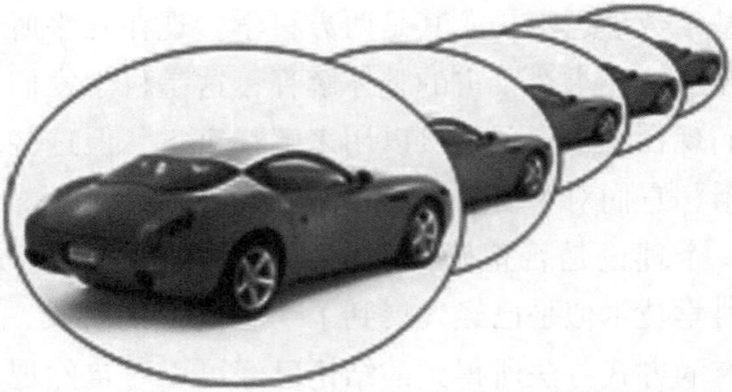

图 1－1　标准的建立有利于理解也有利于生产

一、标准的建立

标准是一切事物概念形成的基础。作为现代科学的基本参数，秒、米、千克等都是标准体系的一部分，同时也是现代科技的基石。通常情况下我们运用这些单位进行计算和实践，也似乎通过它们理解了我们身边的大多数事情，但真的是这样吗？

我们会因为超级计算机的诞生、航天技术的发展而认为我们已经走在绝对正确的科研轨道上了吗？要作出正确的判断，就要求我们分析科学思维的形成及其发展，也必须再次提及人类科学中的标准概念的设定以及标准的建立。

我们可以先看三个实例：

首先看长度单位的定义：自1983年起，“1米”被定义为平面电磁波（光）在1/299 792 458秒的持续时间内在真空中传播行程的长度。米的长度等于氪－86原子的2P10和5d1能级之间跃迁的辐射在真空中波长的1 650 763.73倍。

这样的定义没有缺陷吗？

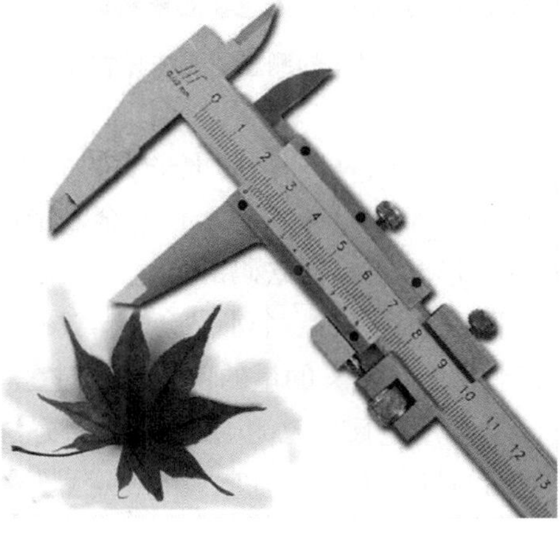

图1－2　长度的测量需要依托物体

再看时间单位的定义：1967年第13届国际计量大会规定：以基态铯133原子的两超精细结构能级之间的辐射周期的9 192 631 770倍为1标准秒。国际上规定，取1958年1月1日世界时零时零分零秒的瞬间作为原子时的起点。与此同时，我们发现时间常跟位移或平均速度相对应，例如：“五秒钟内所发生的位移”或“头两秒内的平均速度”，但这又如何实现永恒呢？而在时间秒的上述定义过程中铯元素的辐射周期的测量难道不会不一样吗？

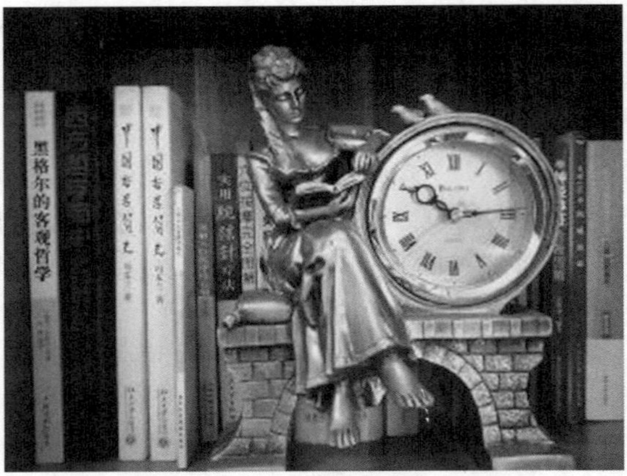

图 1－3　时间的测量需要依托物体

最后看重量单位的定义：目前国际上采用的“千克”的标准是：“1 千克”为一个用铂（90%）铱（10%）合金制成的、直径和高度均为 39 毫米的圆柱体形状的标准砝码的质量。该砝码现在在法国巴黎的国际计量局地下保险库内的一个水晶台上。这也是国际计量体制中唯一一个依靠有形物体来定义的量的单位。不过这一现状也可能改变，研究人员正在尝试用电磁方法和原子计数的方法来重新定义千克。这是来自维基网的科学定义，但它并不一定真实可靠。

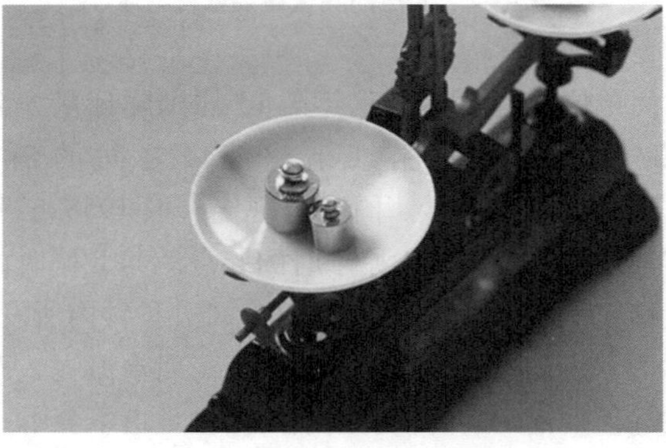

图 1－4　质量的测量需要依托物体

由上文可知：单位长度和单位时间的定义都与电磁波相关，这种标准成立的前提是电磁波的波长不变、真空被标准化定义（真空不变）。原子基态是在宇宙恒定和原子能级跃迁不变的前提下产生的，目前，这项前提条件已经面临科学实验的挑战，因为光速的恒定性已经受到很多人的质疑。打个比方，这就犹如人跑100米所需要的时间，现在为止没有人能低于9.5秒，于是人们就认为人跑100米所需要的最短时间是9.5秒。这和光速的测量是一样的，在特殊条件下结果就很可能是不同的。与此同时，这对光波波长恒定也可能是个考验，从哲学上说，认为不能超越某一限度的宇宙观是错误的。也许有人会说，光速的不可变是基于严密的数理逻辑，那么我将在后面的章节中阐述数理逻辑背后的误区。此外，质量的标准也值得质疑，比如，法国巴黎的水晶台上的物体的质量会永恒不变吗？这实际上是绝对不可能的，而且如果我们将标准建立在某一不确定或被质疑的事物的基础上，正有如我们将标准建立在对事物不甚了解的微观粒子的基础上，这种标准似乎是比较牵强的。

真空是物质的概念逐渐被人们所接受，那么真空的恒定性和标准性也值得质疑：难道真空就没有物质的密度差异之分吗？如果今后的验证精度不断提高，那么以上的标准概念将不断面临挑战。只要以上的一项数值改变，那么上述时间和长度的定义就会随之变化。但是这种变化均会发生吗？传统哲学将抽象转化为虚拟，以虚拟的有限性作为论述，但这种方式存在局限性，因为其没有将实践和理论结合起来，所以我们还需要从哲学上进一步分析。

二、标准和静态的关系

如果以哲学的方法来分析已有的认识是否有局限性，那么我们可以先提出一个“绝对静止”的概念假设，然后再来判断。我们假设这个绝对静止概念包含以下状态：①空间位置的绝对静止；②绝对匀速运动和绝对同等变化的变速运动；③绝对相同形态；④绝对相同性质。

这四种情况可以用来描述宇宙的不同情形，但在运动的宇宙中，以上四种情形显然都是不可能发生的。运动本身就决定了物质的变化，物质个体不可能永远以一个恒定的力量来维持自身不变，无论是微观粒子还是宏观物质形态的个体都应该是一样的。

如果我们将以上概念运用于对标准状态的描述中，那么以上的标准化定义中出现的静态标准实际上将以动态变化的形式存在，动态变化的标准不可能成为宇宙中的一个永恒标准。例如，现在标准1秒被认为是某一元素的旋转周期的1/*x*，换言之，未来任何时候这一元素的旋转周期的1/*x*都是1秒，即使它的周期实际上已经改变了。那么改变的标准又如何保持永恒和唯一呢？没有一个永恒和唯一的标准如何来研究整体宇宙呢？

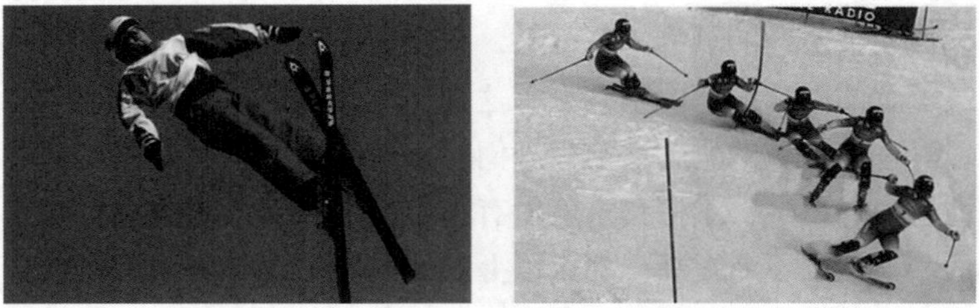

图1－5　静态和动态

如果以动态为标准，你将以哪个位置的滑雪者为标准呢？任何一个静态画面都是一系列动态画面的一个时间点上的静止状态。

设立标准是为了方便理解和计算，有标准才可能进行数学计算，没有标准是不可能进行计算的。有标准才有数学推导，才有现代物理学。我们现有的各种物理参数最终也是被数学所利用、所调配，尤其是理论物理学。实验得到的结果仅仅是验证的手段，而实际上有很多结果我们根本无法验证。

以上有我们认为的最为精确的时间计算方法——原子核辐射波长和频率测量，但是如果以更为精确的方式来判断，它们的精确性还符合设定标准吗？显然不可能符合，没有一项科学试验可以永恒地符合我们的要求。在其他不同环境中，我们使用原有标准去判断其他事物，得到的结果也将不同。以时间为例，原因假设有两个：第一，我们在物质环境基本相同的范围内无法测出辐射周期的差异；第二，在其他星系环境中，在对应原有物质空间的条件下，发生了原子辐射周期时间的延长或者缩短，电磁波速度出现变化，且除远距离范围以外难以发现。这些都是我们可以预见的却难以解决的问题。

在不同范围内和不同环境下，同一概念事物产生的标准有可能不一样。显然，这种观点也需要跳出此前我们人类仅仅从地球出发的科学视角。例如，你跑步的速度是 5 米每秒，那么所有外星系的行星上的人们的跑步速度的测量结果也是 5 米每秒吗？答案肯定是错的，他们有的为 6 米每秒，有的是 7.1 米每秒，更有的是 100 米每秒，甚至是 10 000 000 米每秒，1 000 亿个星球有 1 000 亿个测量值，那谁的速度是准确的？如果是你测得的结果准确，那么为什么是你的值而不是其他 900 多亿个值？如果你认为他们的值也正确，那么速度的概念是如何建立起来的？而由速度产生的能量概念又是如何建立起来的？事实上是无法建立起来的，因为你无法综合大家的测量值，以统一的方法来计算。显然宇宙中没有标准的速度和能量，它们的概念不是宇宙本身的，而是人类自身的。而我们现有的物理学是以数学运算这些标准单位来解释宇宙的，但它真的适用于对宇宙的解释吗？答案绝对是否定的。接下来我们分析数理逻辑中 1 的概念问题。

三、标准 1 和物性 1 的不统一

数学是一门基础科学，是许多研究的基础，但它也存在内在的问题。为了更好地解释这个问题，我们先分析一下数学的起源：

数学实际上来源于生活，是人们对相同事物的数量的描述和计

算。因此，数学必然带有环境因素，而作为某一环境下的特有概念，必然存在局限性。

1+1=2 是数学的基础，但实际上这种基础并不稳固。我们把1分为物性1和标准1两种类别，分别代表物质个体的1和数学计算的1。显然，只有标准1和它所演化的2，3，4…成立才能进行数学计算，在此基础上标准1还可以演化为微积分、定积分、各种线性和非线性分析、函数等，所以1+1=2是数学的基础。但是我们认为的标准1在宇宙中成立吗？答案是否定的。我们再来看物性1的表现，物性1无论代表哪种物体，它都会存在变化。它们的不同归纳起来有以下四个方面：

（一）就物质形态本身而言，没有完全相同的个体

在个体与个体之间，如果我们按其相同性质计算，就有1+1=2的个体等式的成立，因为人们将其共同特性抽象化了。例如，一个苹果+另一个苹果=两个苹果，因为它们都具有苹果的性质，但是这种性质仅仅是在宏观概念上的，因为性质没有包含微观特点。例如，有个苹果被虫子啃了个窟窿，在宏观性质上等式还是成立了，但我们在对苹果的选择上已经产生了不同，选择不同是因为我们察觉到了被等式忽略的差异。只要我们承认两者的差异，1+1=2的等式便是不成立的，例如，一个苹果+另一个苹果+一个细菌=两个苹果的等式是不成立的。不要认为一个细菌就可以被忽略，实际上哪怕区别仅是一个原子，结论都是不同的，何况无论哪两个事物，不同点都绝对是很多的。

实际上我们找不到真正在各方面都完全一致的物质个体，甚至也找不到在单个方面完全一致的物体个体，因为微观层面总是存在不同点，而我们忽略的差异正是这些微观特点。在现实中我们往往能避免宏观差异，例如：即使理论上我们能把纽约的世贸大厦和小报亭做1+1=2的等式设计，但由于差异太大，等式通常变得没有意义。

能够对被人们忽略差异的个体进行数据上的相加是有内在原因的，这种内在的相同性质往往被抽象为标准，所以标准化的物质概念的本质就是物质某一个方面的相同性质。其实自人类诞生以来，人的大脑中的物质概念从来都是标准化的，没有标准就没有概念。标准化具有便利性，当然同样也有局限性。如果我们将概念化的1，也就是抽象化的1，更是数学化的1称为“标准1”，而同时将描述物质形态个体数量的1称为“物性1”，那么可以很容易地得出物性1和标准1是不同的，即物性1≠标准1。请记住：“≈”（约等于）的符号不能用于解释宇宙，因为再微小的差异也能在宇宙漫漫时间长河中变得巨大。现实中我们总是以对精度的需求来规划我们的运用，这仅仅是我们自身的需求而已，它忽略了许多细微的不同。

（二）时间属性不同

到目前为止，我们认为地球有寿命，太阳也是有寿命的，当然太阳系也是有寿命的，其他星球也一样。物质演化形成星球和星系，但这种演化显然不是均匀的。因此，各星系随着时间的改变，物质运动会不一致，我们又如何制定整体星系间的统一标准呢？这样就会产生以下情况：无论我们以什么为标准，例如，1秒的标准参照物和1米的标准参照物都会在星系中产生不同的变化，产生多个不同的数值，这就有哪个是标准的问题了。对一个星系而言，一个会变化的标准是不能作为多个星系的标准的。标准1没有变化，但是物性1是有变化的，所以物性1就不可能等于标准1了，那么还有物性的1+1=2吗？这些问题在同一星系内部也存在。以上是我们扩大视野后作出的有利于理解的解释，但产生的问题如何解决呢？这就需要用另一种方法进行解释。

不仅如此，标准化所处的地位也是值得怀疑的。例如，有人也许会说：“我会在标准化物质个体‘死亡’和‘消失’之前换一个和其相同的标准。”又如，1秒的物化虽为铯元素，但也可以选择同等标准的其他元素。随着人为标准的物化标记物的不断消失、不断转移，标准不断地在物质间跳跃，这种跳跃不仅无法保证它们有完全相同的标定，而且即使理论上一样也会导致标准1是悬于物质之上的。明明不是物质的计算方法，却要用于解释物质本身，这可行吗？答案是否定的。就像参观动物园，你看着熊猫的眼睛，熊猫转过头看着你，你就认为熊猫喜欢你，而实际上熊猫也许只是好奇为什么你的耳朵不是黑的。也许还有许多其他的可能。总之，在宇宙中标准1不会改变，但是物性1会。

以上这种人为标准化的概念难道不属于唯心主义吗？我们用来研究和理解宇宙的概念包括了时间、空间、速度等，这些都是标准化理念下产生的概念，是一种与唯心主义紧密联系的概念，其科学性难道不值得探讨吗？

（三）宇宙间的标准难以建立

除上述的速度外，我们还可以进行这样的假设：假设在地球上制做了3把完全相同的长为1米的尺子，我们将3把尺子分别送到3个不同的星系。由于每个星系的环境不同，尺子的长度会发生变化，无论尺子由何种元素组成，由于寿命有限，都会发生变化，那么标准就会变化，最后3把尺子形成了3个标准，我们将如何选择？

一段时间后，会出现以下情形：银河系的1米在仙女座某星系的人们看来可能是0.999 99米，而在天蝎座某星系的人们看来却是1.001米。尺子分发得越多，最后得到的标准也就越多，那么宇宙标准又从何谈起呢？

如果你认为在时间为零的理想情况下分发3把尺子，结果就一样了，那么时间为零是什么概念？时间为零难道不是说时间静止吗？时间静止即是运动静止，这难道不与“宇宙是运动的”说法矛盾吗？

（四）有限和无限的矛盾，永恒性和短暂性的冲突

标准1具有无限性，例如，100 000亿光年的一条直线在物性1

中就不可能存在，因为如此长的长度可能需要穿越千亿个恒星，而无论这条直线由何种元素组成，都会在运动中断裂。标准1具有永恒性，可以永远不变；而物性1具有短暂性、时限性。

我们不要认为只要将物体置于相同温度、相同压力，甚至相同电磁环境下，物体就是相同的。这不符合宇宙不断变化的逻辑。极为细小的改变在持续时间的推动下最终差异也是巨大的，我们的标准经得起上亿年的考验吗？目前的答案值得怀疑。

由以上四种情况可知，从宇宙的全范围看，标准1和物性1随时间的变化而分离，标准1不等于物性1。这种以标准1可累加的数学逻辑方式在宇宙中还可行吗？我们的计算又怎样推导宇宙的产生和变化呢？

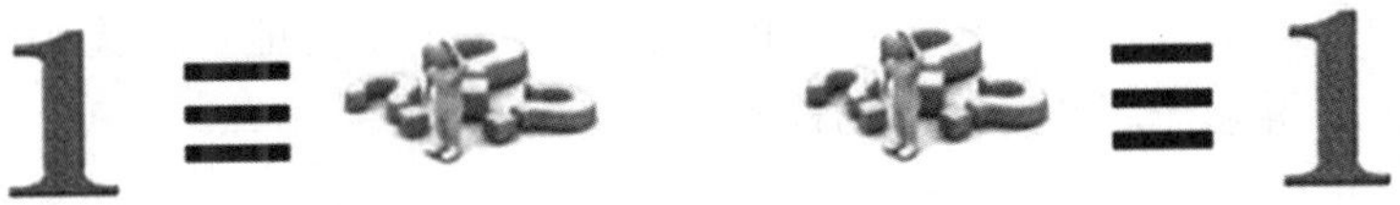

图1-6　1恒等于什么物体和什么物体恒等于1

四、标准化在物理学研究中的实际意义

我们现在可以再反过来描述一下我们以标准化为基础的物理计算。我们的标准化是以宏观物体概念为基础的，而宏观物体概念正是人类生活中的经验概念，这就是标准化的由来。标准化概念忽略了差异，是从人脑中的概念抽象出来的，这与唯心主义有明显的相同之处，都是以自我为中心，从自我感受出发。

我们在研究天体时，曾经也有一个以人类自我为中心的著名的理论，这就是“地球中心说”，这种学说本质上是以自我为中心的，而从“以自我为中心”思想出发又产生了另一门现代仍在使用的学科——数学，由此还诞生了现代物理学。

也许还有人问：为什么现在有这么多高科技产品呢？数学不是有它独特的优势吗？这是因为，在实践过程中，我们引入了各种概念和各种不同的实验以不断地纠正偏差，使偏差减少到可以接受的范围。相对论所引用的概念（参数）远多于经典力学就是一个有力的证明，因此从这一方面也可以判断相对论是更为准确的。

就通常情况而言，许多误差是微不足道的，这些有微不足道的差异的物质个体被我们以无差别的形式进行了数学演算和推导。在这种运算过程中我们更容易在更微观的物体计算中产生错误。随着错误累加，自然差异会表现得越来越明显。例如，我们可能忽略了质子和质子间的差异而进行它们之间的数学计算，而这都是在我们科技发展过程中经常发生的。这种计算在某一程度上是近似精确的，但是不代表它一定正确。这种计算方式也不足以解释广大宇宙这种数值足够大、历史足够长的物质整体，更不可能拥有无限的精度，经得起任何精度范围的检验。

可以这样说，数学实际上是一门有先天缺陷的科学，与其紧密关联着的物理学也一样。无论我们运用哪种参数，设定哪种精度，固有的缺陷永远不可能消失。

五、标准化下中心内质思想的产生

我们可以看看现代科学技术研究物体的过程：

例如，我们计算一个球体的体积：

$V=4\pi R^3/3$。

V 和 R 的取值范围均为 0 到 ∞ 。

为探索物体的其他特性我们引入了质量 M：

M 的取值范围为 0 到 ∞ ；

在计算与地球的引力关系时我们引入了重力 G：

G 的取值范围为 0 到 ∞ ；

考虑到内部电子的阻力，我们引入了电流 A 和电压 V：

A 的取值范围为 0 到∞；

V 的取值范围为 0 到∞；

……

但是如果考虑时间 T，那么体积 V、质量 M、重力 G、电流 A、电压 V 均可能发生变化，速度和长度也一样，而时间的标准在整个世界并不统一，因此我们无法将其中之一作为研究宇宙的真正标准。其组合在一起也仅仅是 $T=x$ 时间点上的答案。它们都是从零点开始的，这在一定程度上必然禁锢我们对问题的思考，限制我们思考问题的出发点。例如，如果宇宙中物质和物质之间可以相互转换，那么我们的这种思考方式显然会受到限制，反电子的存在就是最好的证明。

在科学实践过程中，我们使用了大量的公式，这样我们可以进行相应的归纳：

我们以 $Xa=Yb$ 为计算公式的共同模型，以

$Xm=Yn$；

$Yp=Zq$；

……

为函数方程组的共同模型。

结合以上论述，X、Y、Z 和 a、b、m、n、p、q 无论用何种数值代替，无论采用何种计算方式，无论计算的参数是什么，其本质缺陷都不可避免。在实际计算中，参数引入得越多，越贴近真实情况，这是因为参数的建立来自于实验，实验反映了物质运行的真实情况。参数是一个视觉下的物质本质的外在现象，如重力、质量和电荷等，但是它们都存在计算理论上的缺陷。无论我们的计算多么正确，引入的参数多么多，过程多么复杂，我们的计算都仅仅是靠近真实，而不可能等于物质的本质。这种由参数引导的标准计算方式存在固有的缺陷，这说明我们的现代物理学也存在内在的无法避

免的缺陷，即使我们企图用实验来纠正，也仅代表一部分真相。

从以上论述我们还可以看出：我们的数理逻辑类似于概念＋概念＋概念＋概念……的逻辑方式，也是标准＋标准＋标准……的逻辑方式，最终只得到一个计算结果。

以爱因斯坦的狭义相对论公式 $E=mc^2$ 为例：计算中运用了参数 E、m、v、s、t、k、c，使用了洛伦兹变换、Δ、d、长度收缩效应、光速不变原理、能量运量关系等，运用了速度变换法则、微分、质速方程、泰勒展开等方法。结合数学数字的内涵，我们可以这样统一描述：

参数 1＋参数 2＋参数 3＋参数 4＋参数 5＋参数 6＋参数 7＋方法 1＋方法 2＋方法 3＋方法 4＋方法 5＋方法 6＋方法 7＋方法 8＋方法 9＝结果（$E=mc^2$）。

由于参数和方法都有固定的标准，都会形成固定的概念，所以上述等式可以写成：

标准 1＋标准 2＋标准 3＋标准 4＋标准 5＋标准 6＋标准 7＋标准 8＋标准 9＋标准 10＋标准 11＋标准 12＋标准 13＝结果（$E=mc^2$），这与图 1－7 的方式是一样的。

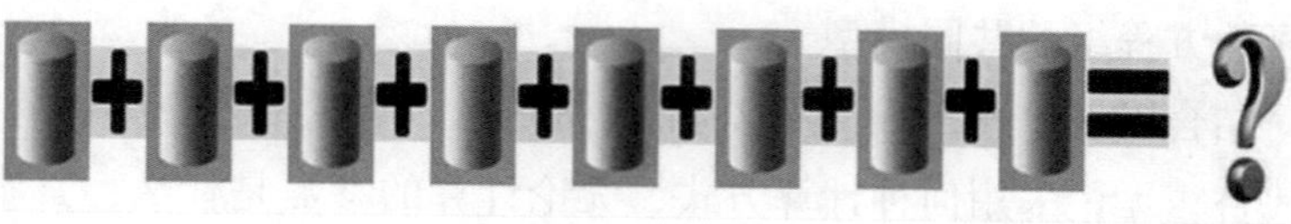

图 1－7　标准模式相加的最后结果也只能是一个标准模式

每一种标准都是在忽略差异的条件下成立的，是一定层面宏观视角下的产物，必然都会导致一定的偏差。以上都是在地球表面环境下检测的结果，最终得出的结果也仅仅是一定环境下的近似结论。如果超越某一条件，结果将完全不同。

这种结果会等同于真理吗？显然不会。

各种计算均含有 0 ~ ∞ 的数值采用问题，并不断发展，犹如从中心不断向外发散，于是就产生了中心内质思想，这也是“宇宙大爆炸理论”产生的根本原因。

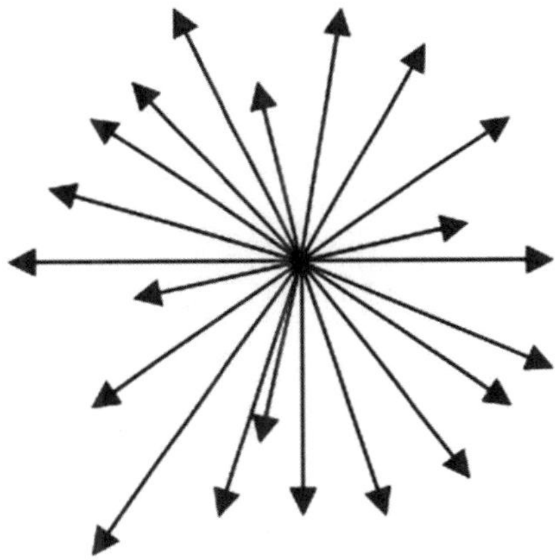

图 1-8　中心内质思想的形成

总之，从忽略差异的角度看 1 + 1 = 2 这个等式，它是绝对成立的；而从存在差异的角度看，现世界的 1 + 1 = 2 是完全错误的结论，因为物体不可能完全相同。

从数学本源与“地球中心说”本质的完全一致性，到中心内质理论出现，可以看出，这些都显示了人类的文明史一直是一种受到内在自我局限的文明史，是一种存在视角缺陷的文明史，这提醒我们对一些问题的思考需要跳出以往的限制。这些限制是爱因斯坦和他的同行们并没有考虑到的，他们的理论都将在其他范围内受到限制。

从“以自我为中心”思想出发，现代科学所要解决的问题的精度只要符合人类自身需要就可以了，理工科各学科的精度计算也只需要以此为标准。例如，火箭电路的设计仅仅需要将火箭引导入既定轨道就可以了，GPS定位只需知道自己的大概位置就可以了，无须精确至毫米，但这些对医学、生物学等学科却不适合。因此数学或许仅仅在某一种空间层面科学[①]或中心点科学[②]中才有真正的价值，而对宇宙的解释才是本书“一基两系理论”所要探讨的。

① 空间层面就是指以银河系的大小为上限，以我们已知粒子的大小为下限，由所有物质形态形成的空间物质，其进而形成一个容易被人们观察的物质运动的空间。显然这个空间不是传统标准体系的三维尺度的空间，它超越抽象尺度的概念，又回归到物质的组成，因此它仅仅指容易被我们发现的物质运动规则中的空间物质。传统空间仅仅是物质堆积后的宏观表现。地球大气层下的空间层面形成了人们的生活方式，其进而形成文化，而这种文化只可能是“层面文化”，在这种基础上形成的科学是“层面科学”，只有从全宇宙的视角看待问题才能弥补这种科学的缺陷。

② 中心点科学是以某一静止观察点为中心而形成的科学，例如，我们观察车辆的速度，是以自身静止的角度来观察的，如果我们以自身动态的角度观察，车辆的速度将难以确定。“地球中心说”也是中心点科学的一个范例，它是以地球静止不动为条件而产生的。

第二章　宇宙螺旋运动方式的必然性

对现代科学而言，实际上是很难给物质概念下定义的，原子、分子构成的物体就是物质吗？如果是，基本粒子是物质的吗？如果也是，那么空间呢？这是一个很难回答的问题。

对物质概念进行描述更像是一个哲学命题，但没有对物质的完全理解就不可能真正认识宇宙，也不可能真正认识我们自己。现阶段我们对粒子的结构仍不了解，对物质的研究仍在继续。如今我们总是以磁力、引力、弱力、强力等来研究物质的特性，这是否说明人类已经丧失了对“力”本源的研究动力？什么是力呢？它到底是如何起作用的？这些问题在现代科学中仍没有答案。

实际上，所有这一切问题都要归结于对物质概念的回答。要建立准确的物质概念，关键是要解答粒子等物质是如何组成的及其是如何相互作用的等疑问。本书正是基于此而准备创新性地探讨一种完全不同的思维方式，以便重新理解粒子和物质。这种思维是基于物质统一性思维而形成的。这种思维可以产生一个特殊的物质运动模型，而这种运动模型可以忽略我们习惯上认为需要回答的问题，如“最小的粒子是什么”等。这种物质运动模型是在运动基础上形成的，具体来说就是物质形态是在螺旋运动基础上产生的。螺旋运动是物质运动的统一方式，粒子、行星、质子、星系等都作螺旋运动。现实中螺旋运动涵盖了宇宙中任何相对独立个体的运动形式，因此螺旋运动可以成为我们“一基两系理论”的基础，是理论的一个基本出发点（简称“一基”）。从各种物质形态上看，把这种运动方式作为理论的基本出发点是成立的。

一、螺旋运动下的物质统一

（一）粒子和作用力这两种物质现象的统一问题有待解决

如果将粒子视为物质的组成方式之一，那么粒子的组成是怎么样的？已知的粒子是质子、电子、中微子、轻子、π 介子、胶子和反粒子等，世界上已知的基本粒子有 62 种之多，并且有不断被发现的趋势。粒子的数量究竟是有限的还是无限的？这需要进一步的研究。

现阶段，人类对世界的理解仍是有限的，如何以有限的信息揭示无限的宇宙是我们应该认真对待的问题。我们现有的科技成果表明：物质的组成方式包含各种粒子，而在这些粒子中，它们都有不同的相互作用力，包含引力、磁场力、强力和弱力，这些力组成了各种物质形态，并产生了相互作用的现象。但是迄今为止，我们对引力、磁力、弱力和强力的产生和作用过程并不清楚。“力”是因何而起的问题并没有解决，牛顿穷其一生也没有找到引力产生的原因。物质是如何形成力的呢？如果认为力仅仅是微观物质运动造成的，可以吗？这样的力和物质可以按统一的方式理解吗？粒子和力也可以统一吗？这些问题是否可以在对宇宙整体的了解和思考中得到答案？

（二）螺旋运动体系下的物质形式——星系、星球和粒子

从星系、恒星、行星、质子、电子和其他一切已知的基本粒子来看，螺旋运动是一切物质稳定存在的基础，因为螺旋运动是上述独立形态的物质个体的唯一共同点。因此，螺旋运动可以说是“一基两系理论”的思想来源。宇宙以螺旋运动为基础，即是“一基”，这也是已知粒子唯一确定的标准。基于以下的假设、分析和

推理，我们可以更加明确螺旋运动是宇宙的唯一基础（“一基”）。

研究表明物质可以通过螺旋运动进行相互转化。我们人类也存在于一个大的螺旋体系中，这个螺旋体系就是银河系。如将半径为 E－18 米的电子的大小和银河系的大小（30 万光年）进行比较，两者的差异为 $10^{33\pm}$ 至 $10^{40\pm}$ 倍[①]。事实上，我们可以将质子或电子的组成也视为螺旋运动这一规律的某一具体表现形式，这种体系也是由下一级粒子组成的。如果再以电子和星系的比值作为参照，组成电子或质子的下一级粒子比电子或质子小 $10^{33\pm}$ 至 $10^{40\pm}$ 倍，约为 $10^{-50\pm}$ 至 $10^{-58\pm}$ 米。对这么小的个体进行探测是极其困难的，人类也许永远无法窥探其真实面目。问题是星系的结构会与电子或质子的一样吗？想知道答案就需要深入剖析它们的共同特点，并用一些假设前提来进行证明。但这首先需要揭示那些被我们忽略的现实，看看我们原有的认识是否有错误。

众所周知，人类认识粒子的历史是十分短暂的。通过各种仪器进行探测，我们现在可以对微观世界了解一二，但它们真实吗？事实上我们现在使用的手段也是非常有限的，以电子或磁场进行探测的方法几乎成了研究微观世界的唯一手段。研究手段似乎已经足够精细，但结果却可能不是我们认为的那样。我们认识到了微小粒子的螺旋运动，这和我们所见到的星系运动是完全一致的，更为奇特的是两者都同时具有磁场和电场，似乎两者具有某些天然的联系。但在我们的想象中粒子是球形的，甚至是不可分的。各种球形粒子模型的建立，虽可以方便人们的理解，但也容易给我们的思维套上固定的枷锁。星系和粒子的内部结构究竟是什么样的仍然值得我们进一步探讨。

通过科学实验影像，我们能够总结所得的质子和其他粒子的影像数据结果。这些结果，也就是这些数据，实际上描述的是影响某

① 不是精确的数据，而是一个大概的范畴，以此为依据得到的也是一个大致的概念，目的是描述物质实体之间的大小关系，更精确的数值有待于进一步研究。

一参照物的范围。如果粒子是可分的，那么这一个区域也并不是其“真实”大小，实际上它也没有大小的天然定义标准，仅仅是人们认为的某种概念。参照物不同，测量的结果也就不同。自然，这种方式可以被称为“参照物界定”。

通过对氢原子的电子云进行研究，我们得到了质子外周对电子的影响接近球形的影像结果，这显然就是“参照物界定”，参照物即为电子。原来我们认为质子为球形，目前又认为质子可再分为三部分（两个上夸克和一个下夸克），这些都说明不同的方法和不同的界定物都可能导致对物质形态的不同认识，这也间接支持了我们上述的观点和概念。物质粒子并不那么完整，物质粒子内部可能被不断证明拥有其他内容，因此粒子可分性也可能是无穷的。现有试验粒子的球形体轮廓仅仅是其影响力针对某一特定物体的外在表现形式。

在传统概念上，这种球形表现形式是不可以与我们所见的星系形象相比较的，因为在视觉上它们的形态是很不相同的，一种是球形，一种是圆盘形，很少有人会将它们联系在一起。但如果说它们的内部结构是相同的，你会相信吗？你可能会很难相信，但是如果仔细分析一下以下内容，你就有可能改变看法。

我们发现有些问题实际上与我们原来认定的是有所不同的，其中之一就是两者所采取的识别标准不同，也就是是否采用了“参照物界定”，而这当然会影响我们的判断。

所谓“参照物界定”就是需要借助其他物体进行参照，从而得到该物体的图像。而正如我们所见，星系形象是由光子或者射线影像造成的，星系并非作为一个整体而影响其他物体。在我们的星系观察中没有使用“参照物界定”手段的可能，我们只能通过仪器或用肉眼观察，而在基本粒子的研究中情况就完全不同了，我们需要“参照物界定”，所以用不同的方法得出不同的结果是必然的。

这也就提出了一个问题，我们应该怎样更加合理地评价星系大小和形状特点？如果要按照基本粒子界定的方式，那就必须要有参照物，这显然有一定的难度。我们显然不能用人为发射的粒子进行界定，也不能参照一个星系或星球的运动来界定，这是从时间上和方法上都难以展开的研究。

从我们得出质子或电子的整体概念的过程来看，我们通过光子研究电子，通过电子研究质子，在这个过程中我们总是以一个粒子研究和计算另一个粒子，这明显是一种确定影响力范围的计算。以质子为例，我们使用电子运动来确定质子的直径，即影响电子运动的最为剧烈的、最小的范围，被视为质子的大小。而这种用影响力范围计算大小的方式表面上看并不一定适合星系的范围大小和形态的界定，因为我们可能永远无法得出星系和星系之间相互作用过程中超远距离上和超长时间上的数值，这些都是超出现有人类观察范围和等待时间的极限数值。

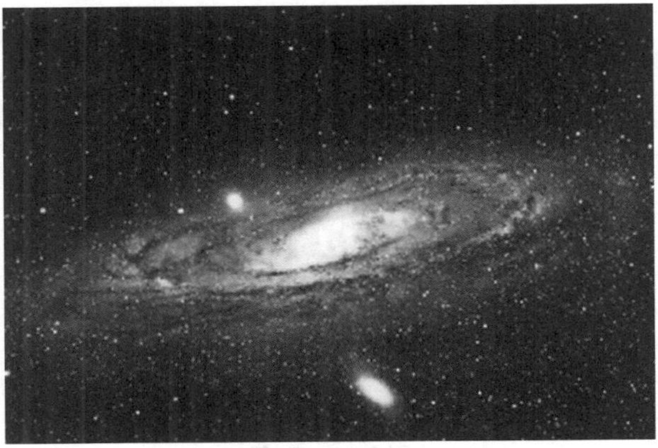

图 2－1　星系[①]

① 图片来自 http://www.hinews.cn/。

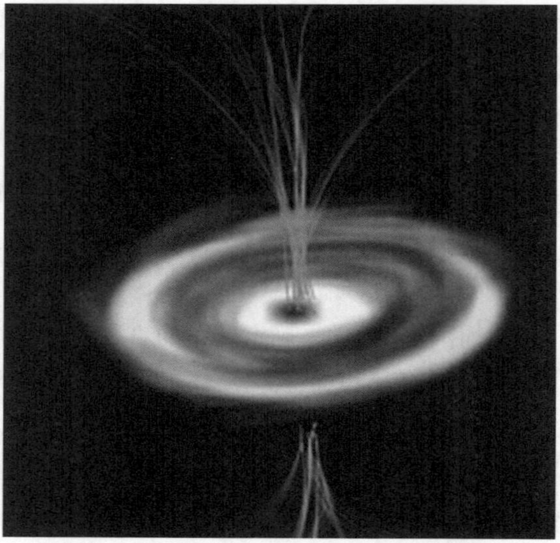

图 2－2　星系和传统“引力”概念下的“黑洞”

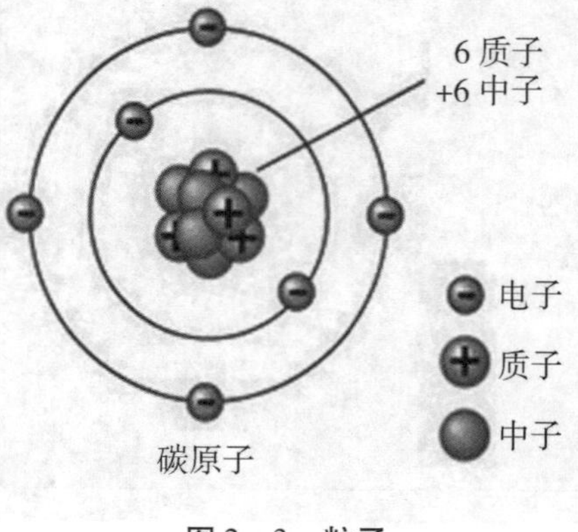

图 2－3　粒子

从视觉上我们认为星系是圆盘形的，物质是围绕圆盘中心位置运行的，这是一个完美的结构。根据以上分析，虽然这种结构很完美，但这仅仅是投射到人类视网膜上的效果，是眼睛或仪器接触到它外溢的光子或射线的成像效果，并不是也不可能反映出其内部组织的运动形式和路径。物体内部物质运动不可能通过其外部表象就轻易地解读出来，这是个基本常识。物质表象也不可能完全体现出其内部本质，通过外部影像解读内部整体的运行情况从来都是不可靠的。

（三）物质统一理论的思想由来和依据

研究宇宙物质运动的过程实际上是一个从有限的表象到整体本质的过程，研究过程所综合的结论应尽量涵盖所有物质运动现象中的本质特点，或者尽量接近它们的本质特点，而后以该结论所得出的方法推知未知的问题和现象。由于物质运动的表象十分杂乱，这就更需要一个可以解释物质运动本质的同一性理论。

目前物理学家爱德华·维顿等提出的“超弦理论”就是其中的一种，该理论对解释宇宙总体运行作出了尝试，但是用它解释问题仍然会受到很多局限。比如，在解释“黑洞”、“宇宙大爆炸”时，它需要同时用到量子力学与广义相对论，因此，“超弦理论”能不能成功地解释基于目前物理界已知的所有作用力和物质所组成的宇宙，还难以确定。

由此看来，对于宇宙物质运行方式，自古以来还没有一个完美而统一的理论。

1. 关于星系形态

从人类现有的知识层面看，星系物质为何要围绕着一个“圆盘”进行旋转是一个很不容易回答的问题。通常我们会认为这是引力作用的结果，但是根据目前引力在传统概念中的解释根本无法得到答案，这种以引力为背景的解释方式本身就很牵强，因为我们不能将问题的回答推给未知事物。

从已有的科研结果看，我们已经很清楚地知道：组成星系的行星或恒星大多具有磁场，并且它们都散射或吸收粒子。如果将这些粒子考虑其中，这样星系的物质结构就没有我们视觉上的那么扁平化和圆盘化了，因为磁场或粒子射线可以填充星系的两侧空间，这样的概念似乎更为全面、合理。我们可以这样想象：星系也许更应该被视为一个无边界的貌似球形的个体，这是因为它的射线、磁场和各种元素组成的物质体的大小、形状在我们的视觉或仪器所能感知的范围之外。

如果我们认为宇宙物质是运动的，那么根据它的路径，无论快慢，称为物质流动更为形象。由于物质个体内部和外界环境都存在物质流动，所以物质流动的相互影响才是物质相互靠近和相互分离的根本原因。粒子等物质形态中球形分布的影响力是宇宙中物质形态形成的本质原因之一，正如电子云衬托下的质子形态。物质流动将各种独立个体联系在一起并形成扩展结构，如不同的元素，又如不同的分子，前者是紧密结合物，后者是较为松散的结构体系，两者最终在视觉上表现为宏观的各种形态，犹如我们见到的椅子和桌子等。从一定层面上观察，这些是质子群、电子群和其他粒子群结合在一起所显现的更加宏观的视觉效果，而质子和电子也符合星系的构造。在这种设想构造下，它们的物理学性质也将在后面的章节中得到解释。

圆盘形星系从中心到周边的影响力是呈圆环状并逐渐衰减的。如果需要完整地考虑星系的整体，那么这种无边界的与周围物质体紧密联系的星系球体概念更为完善。

要考察星系的整个物质形式和影响范围，我们现有的手段仅仅是从较为熟悉的宇宙微型结构入手，从微观中得到启示，而我们最为熟悉的、与我们关系最密切的这种微型宇宙结构就只有太阳系了。

2. 关于恒星和行星

大多数行星都具有磁场，而这种磁场基本垂直于自身的自转方向，这是个很奇妙的物质体系。

为什么地球的磁场不分布到赤道周围或与之重叠呢？磁场方向

为什么要远离赤道呢？为什么太阳系的行星基本在同一个平面上运行？这似乎是对我们已知星系固有规则的质疑，问题本身可能会被认为是对我们固定思维方式的一种质疑，但它的确是一个难以回答的问题。

就太阳系而言，太阳系所具有的现象必有其自身原因。如果我们运用物质运动统一理论，将太阳系的构成与太阳本身的关系、行星环与行星本身的关系这两种关系进行统一，那么我们对宇宙的看法将很不一样。既然如此，那么是否可以获得一个新的解释方式呢？而这个被我们获得的方式反过来是否又可以用来解释太阳系中的诸多疑问呢？这些问题都需要回答，实际上也可以回答。

我们知道多数情况下恒星与行星都有磁场，粒子也一样。当然，根据这种结构方式，有些星球的磁场粒子也可以被自身物质吸引而沉积于其表面。这虽然是个假设，但只要能够推测物质的运行并证明其合理性，那么这种假设就有其合理性。

3．粒子和星球以同型方式运行

从物质的运行角度看，我们如何考虑基本粒子和恒星、行星之间的统一呢？为什么基本粒子也有磁场？如质子和电子自身都有磁场。这些粒子的磁场与太阳系中地球和太阳的磁场是相似的，而且三者所具有的磁场方向都垂直于旋转平面，这绝对不是一种巧合。

在物质运动的统一过程中，这种星球和微小粒子之间的统一性也是奇特的。星球和粒子间的形态可能是相同的，也可能是不同的，但它们已经表现出来的某些形式上的一致性说明它们一定有内在的必然联系。恒星或行星与彩图 1 至彩图 8 的 A、B 型两种体系在总体物质内收或者外放的运行方式上存在着对应关系，星球和图中螺旋体之间形态的不一致仅仅是内部粒子的结构和物质流运行造成的，因为 A、B 型体系中同样可以存在 A、B 型亚体系（亚粒子）的相互作用，在特定条件下其可以形成较为有序的螺旋体系，这个螺旋体系随着外界聚集而来的粒子的增多，最终形成流动性减弱的旋转球体系。也就是说，当这个螺旋体系的有序结构足够紧密时，该体系也就可以以恒星或行星的方式存在，当然其周边也可以存在类似的“磁场”。这种“磁场”就是由那些溢出或者正在进入体系的 A、B 型超亚粒子①形成的。

4. 统一认识理论的应有方式——磁场的“破解”

如果将星系、恒星、行星、电子、质子进行统一性归纳，那么可以获得什么样的结果呢？

经过对物质运行的统一，我们可以得到一种统一的物质循环方式，如彩图 1 至彩图 8 所示。

这是一种螺旋体系下的产物，每个粒子和星球都可以是这种方式的一个结果。粒子之间也可以相互转化，这种转化已经被很多科学实验结果所印证，那么星球也应该一样。

如果以这种方式理解，我们就可以解释一下磁场的来源，因为在统一理论中磁场和其他物质的任何形态一样，都是物质的不同表现，而它们的本质相同。磁场本身就是物质本身运动的一种结果，磁场现象也仅仅是物质运动的一种外在表现、一种宏观表现。由于物质总体是运动的，磁场也一样，所以这种宏观表现的磁场现象可以归结为物质流动的结果，磁力线仅仅是物质流而已，至于流动的方式会在后面进一步探讨。

综上，我们需要一种可以解释宇宙全部现象的共同物质模式，这就是前面提及的“一基两系理论”。

二、物质的统一模型中两种体系的解析——“一基两系理论”中的“两系”

“一基两系理论”的“一基”已在此前的章节中阐述过了，它

① 超亚粒子指的是比现有粒子层面小两个层面以上的粒子形式。如把星系比作一个粒子，那么电子和质子就是其亚粒子，而组成电子和质子的更小亚粒子称为超亚粒子。

指的是宇宙以“螺旋运动”为唯一基础；而“两系”是指“螺旋运动”产生的两种物质运动体系。这是我们对宇宙运行方式的一种统一理解。通过建立彩图1至彩图8的模型，我们可以将物质的整体运行结构方式统一起来，我们也必然需要这样一个模型来帮助进一步理解物质的统一构成。

在这个模型下，我们需要解释物质的许多现象，如光、引力和磁力等，而它们又是如何通过上述的物质运动方式实现的呢？通过彩图1、彩图7和图2－15的分析可知，这种运动方式产生了物质个体，如电子、质子等。这些粒子都是具有相互作用力的个体，而通过彩图1、彩图7和图2－15的亚粒子运动还可分析得出，作用力的内在本质必然是内部物质的相互交换或转移。这是一种合理的解释。

通过对现有观测星系、太阳系、行星以及基本粒子的观察结果进行分析，我们可以得到一种螺旋运动体系下的物质运动形态，它几乎可以解释目前已知的宇宙运动的所有表现形式。这种物质运动形态分为两种体系：一种为内收性体系（A型体系），另一种为外放性体系（B型体系），在一定条件下它们是可以相互转化的。

（一）内收性体系（A型体系）

内收性体系（A型体系）详见彩图1、彩图2、彩图3以及彩图4。

（二）外放性体系（B型体系）

外放性体系是一个中性物质外放而磁场内收的体系，如彩图5至彩图7所示。

图示表明，这样的圆盘平面主要为中性物质（内收性体系和外放性体系的结合物），内收表现为中性物质的向心性运行，外放则相反。盘面箭头为构成圆盘的更小粒子，也是更小的内收性和外放性体系（亚粒子），是成对亚粒子的伴随流动。这两种体系在圆盘周边和两侧空间作相对的反向运动。在体系圆盘平面内总体表现为两个更小的体系（A、B 型亚粒子）同时同向性、结合性参与，而细节将在此后的对恒星和行星结构的叙述中得到展示。

在物质形态下一层面的相同模式的运动体系中，在亚粒子的相互作用下，从中央开始共同作用，形成了球体或近似球形的实体结构，太阳系中的地球就是这样产生的。

从更加微观的亚粒子层面来看，在一个体系内仍存在两种不同体系的更小个体——超亚粒子，它们之间同样存在成对伴随的同向和相对反向这两种运动体系。这是宇宙运动的必然结果，宇宙运动产生了以螺旋体为稳定结构的整个物质形态序列，因此我们可以这样认为：宇宙物质形态是不断旋转的结果，经过微小体系的不断旋转、不断堆积、不断相互作用，最终形成了我们眼前的宇宙。宇宙中的中小旋转体系可以不断地组成更大的体系，在这一过程中仅仅需要亚层粒子流的相互流动、相互作用，这样它们在宏观层面就表现为粒子之间的相互结合或分离。

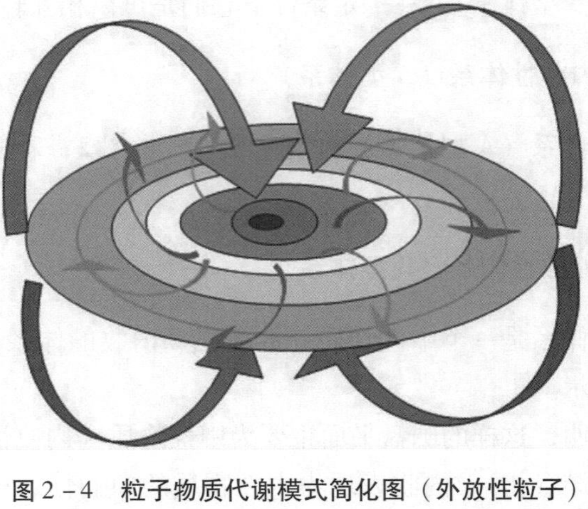

图 2－4　粒子物质代谢模式简化图（外放性粒子）

为简化图像，在彩图 7 的基础上去除外周和中心之间两种不同性质的粒子的循环部分，所显示的剩余部分提示圆盘周边的物质分离为两种不同性质的粒子，这两种粒子又在中心位置聚合在一起。

总体而言，以上图像都是简化图像，因为它们还删除了大部分内部各物质体之间的反向物质流，例如，在银河系中，其内部微小粒子之间、粒子和星球之间、星球和星系之间的物质流并不能在以上图像中得以体现。

（三）A、B 型粒子形成的复合式体系

针对上述 A、B 型两种粒子模式图的图解，有人可能会提出这样一个问题：即使其他星球和我们所见的地球、太阳一样也容易形成南北两极的共同特点，那么为什么磁场粒子会从正好相反的不同两极发出？要回答这个问题首先就要了解这两种粒子在空间堆积的过程。

在粒子在空间堆积的过程中，会形成一个有序的排列，这个有序的排列会以一个部分为“球体”的方式存在，就像不考虑磁场在内的地球。组成球体的内部粒子将会使外来的 A、B 型粒子分别沿着其周边运动，最终球体在两种粒子的影响下，在其自旋和磁场的作用下，沿着物质流的方向运动，脱离螺旋平面，从两极发出，从而形成离开球体的磁场。在这个过程中，质子和电子等大型粒子有时会因为难以逃离其他粒子的束缚而不易参与到主要物质流的形成当中。当然，组成球体的粒子也是运动的，对于某些更加致密的粒子（如质子）而言，其内部可能形成如彩图 8 所示的复合式结构体系。

这种粒子体系构成的复合粒子都容易形成近似的球形，三个可以叠加，四个以及更多个粒子也可以叠加。这些都是复合式体系的粒子形式，它们的外周形态仍将趋于球形，在一定的空间结构排列下可以形成复合的质子。这种组合体系既然可以组成带电的质子（假定质子是由两个上夸克和一个下夸克组成的复合粒子的说法是真实的），当然也就可以组成近似中性的中微子等。较大层面粒子（如质子和电子等）的有序组合是铁元素和其他元素大原子核内部组成的必然形式。只要有这种结构体系，相互靠近的多个粒子在外部表现上就都是一个完整的粒子样形态，形成近似球形的体系。而更小的亚粒子（光子）进入体系后将在自身和螺旋体系的诱导下，

最终偏向两极。只要其他星球的内部结构足够有序，结果也应该如此，只是过程更为复杂，如图 2 –5 和后文中的图 3 –1 与图 3 –2 所示。

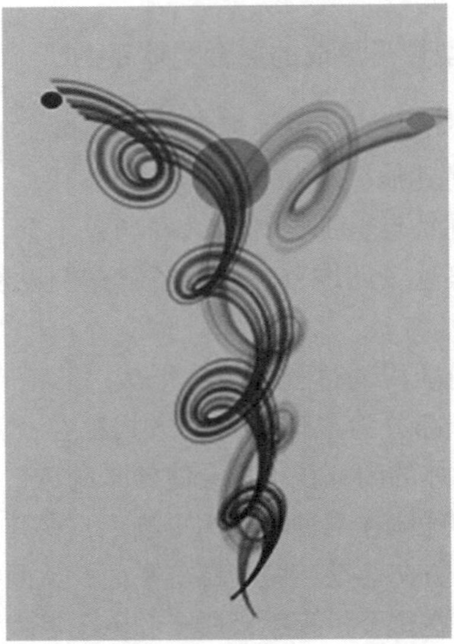

图 2 –5

由于电子云的分布不一样，所以各种元素的磁场排列和变化也不一样。从物质流导致“强力”、“弱力”，以及质子、强子和介子等复合粒子的物理表现形式来看，它们的结构也可以用这样的体系解释。

此外，对很多其他粒子而言，组成它们的下一层面或更下一层面的、更微观的亚粒子的内部结构很难弄清楚，但我们仍可以以一个整体概念的形式进行宏观问题分析。这就是为什么我们引入自旋、1/2 自旋、电荷等概念。绝大多数情况下我们可以将这个整体视为一个无实际边界的球形体，如电子、夸克等，或许它们具有复杂的内部结构，但我们也可以简单地将它们视为球体，这样有利于我们对各种更为宏观的自然现象进行描述和理解。

在上述过程中，我们可以将内收性体系视为 A 型体系，将外放性体系视为 B 型体系。从宇宙结构看，A、B 两种体系都应该可以形成中心运动较为缓慢的结构，B 型体系结构如太阳，A 型体系结构如地球，显然星球是螺旋结构的稳定体。这两种体系在物质的不断运动、不断聚集下均可以形成不同星系，即 A 型星系和 B 型星系，然后进一步为下一轮的物质聚集作准备。这就是宇宙的物质链系循环，如图 2 – 6 所示。因此任何宇宙结构体都是由 A、B 两种更小的亚层面粒子（更小体系）组成的，宏观层面组成更为宏观的物质体系，微观层面则由更微观的亚层粒子组成。在行星和恒星的形成过程中，A、B 两种体系在球体表面和内部之间相互作用会导致运行过程的复杂化，可以形成太阳的多磁极，也会造成行星的偶磁极，而简单化的模式如后文中的图 3 – 1 和图 3 – 2 所示。

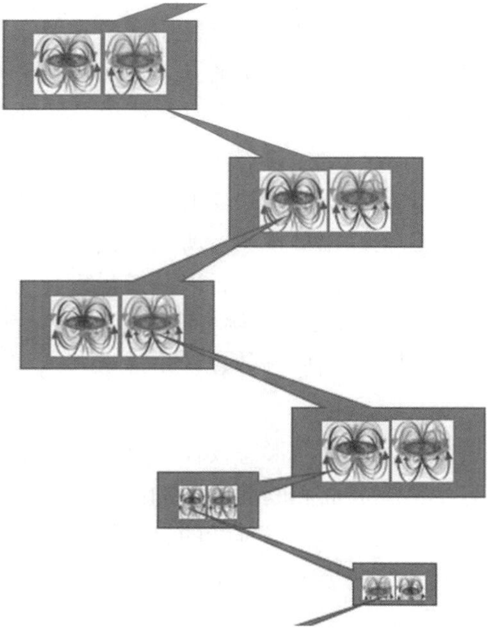

图 2 – 6　各种物质形态连续层次结构的一个断面

A、B 两种体系组成的宇宙体系的链条，其体系层面相差巨大。

以上图像仅仅是一种有助于理解的运动模型，这是简单层面上的模式图像，用于对星系内外盘面的理解已经足够。它们并没有包含运动的亚粒子之间在周边和圆盘中心区域的进一步作用，这种相互间的作用是形成球体结构的必然作用力。因此，星球的形成是个更为复杂的过程，而这也是形成太阳和地球等实体结构的必然力量和根本促发因素。

三、微观与宏观的统一——宇宙链式环节结构的堆叠

通过以上分析，我们得出了一个概念：无论粒子怎样叠加，外周的影响力范围都可以类似于球形，这种影响力范围显然是相对于与其他粒子的相互作用而言的。很多细小的复合粒子，如质子、中微子等，被人视为球形是很自然的，只有它的粒子能量较大时才能撞开外层结构，暴露其内部结构。这种组成方式涵盖了组成物质个体的任何一级粒子，包括组成电子的众多微小粒子和粒子群。这种电子的下一级微粒（A、B 型亚粒子）显然极其微小，与其自身相比也小得多。

由于星系和电子都具有相对独立的结构，而太阳系等小的体系存在于银河系中，独立性相对较弱，所以我们可以以星系的大小和粒子的大小作为一个相似参照体系，以其差异度作为一个标准。那么按照星系和电子之间的差异比例，再根据银河系的直径 30 万光年和电子直径为 10^{-18} 米①的比例计算，组成电子的亚粒子直径大小仅仅为 $10^{-52\pm}$ 至 $10^{-58\pm}$ 米。

由此可以看出：各种物质形态仅仅是这一连续层次结构的一个断面，我们正好生活在断面和断面之间的区域，这是一条超越人们想象的物质链条，其长度是难以推断的，其结构犹如图 2－6 所示。

根据以上模式，这些更加微小的粒子也分为 A、B 型，即两种

---

① 不是精确的数据，而是一个大概的范畴，以此为依据得到的也是一个大致的概念，目的是描述物质实体之间的大小关系，更精确的数值有待于进一步研究。

内部亚粒子群的运动方向相反的粒子。由于粒子形式仅仅是物质流动的结果，所以在一定条件下这两种内部亚粒子群的运动方式是可以相互转化的，从而带来粒子宏观方面性质的改变。决定物质运行模式的因素主要是周围环境粒子的挤压、自身组成粒子的运动惯性、旋转平面上粒子的相互作用等。

以这种方式的成立为条件，可以这样认为：粒子之上有粒子，粒子之下也有粒子，粒子的分解是个永不停歇的过程，并且同一层面的两种粒子之间也可以完美地相互转化；任何物质形态都是这样的物质运动堆叠的结果。

当然，上述观点对现代物理学的观点是有一定程度的“违背”的。中微子和电子等不是很完整吗？粒子真的可以无限可分吗？答案是值得大家探讨的，但从哲学方面思考，这种无限可分的理由是可以成立的。当然，以这种方式组成的粒子是否符合现实情况还需要验证，在这个过程中首先要解释两种物质模式的以下问题：

假设以上物质模式成立，那么这种模式的外放和内收又是怎样产生的呢？什么是它们的原始动力？对于这些问题的回答，显然还需要回归到对现实世界的物质运动研究中来。

如果继续将我们现在研究的 62 种基本粒子放在这种模式下进行解释，外放性的粒子、内收性的粒子或者两者的结合体对宇宙来说都是其中的一个表现，那么研究粒子的特点必须从动态的角度进行，每一个螺旋体系都是在外来物质进入和内部物质释放达到绝对平衡时才能永恒不变。显然，经过对这一问题的思考，可以得出这样的结论：物质在宇宙中的螺旋运动可以作为一种恒定的运动方式，在这种恒定的螺旋运动中，成体系的物质运动区域形成内收或外放的结构体系是一种必然。这样，似乎有一种连续螺旋的运动贯穿了宇宙的整体，大型螺旋体系和小型螺旋体系互为因果，像一列无限长的列车的车厢，既像前一车厢拖着走，又像后一车厢推着走，大螺旋体系与更大的螺旋体系或更小的螺旋体系的关系也一样。

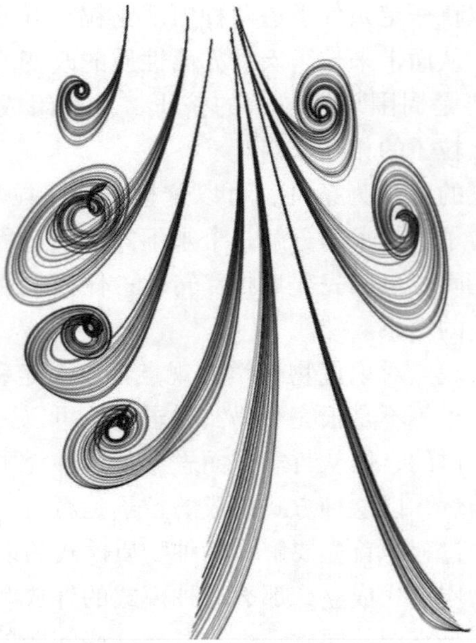

图 2－7　物质运动产生螺旋

从任何层面看，某一直径范围中，最小粒子运动时产生物质运动涡流，这种运动方式经过无限的螺旋运动最终产生相互作用大而复杂的“粒子”，这种“粒子”涵盖物质运动的各种形式，包括基本粒子、星球甚至星系。

宇宙是物质永恒的对称内收漩涡和对称外放漩涡组成的复合体，它们都在旋转。任何物质形式都会在千亿年的旋转作用的力量下旋转起来，而这种旋转中的运动必然可以形成“粒子”，这是粒子的形成基础。宇宙中不存在最小的粒子。对人类而言，所存在的只是我们可以发现的越来越小的粒子，这一发现过程将来会无限地持续下去，这些粒子的影响直径也将无限地接近零，而永远不可能等于零。与此同时，粒子越小就会拥有越少的存在时间和越小的影响力。它们的影响力直径越小，它们的存在时间就越可能接近零，却永远也不会等于零。但运动的原动力在哪里？这个问题的确很难回答，也许是宇宙中的跨层面问题造成的。

在这种体系中，具有内收和外放特点的 A、B 型大结构稳定体系也必然包含组成体系的物质稳定的各级小体系（即比 A、B 两型更小的体系），即它们适应了物质流动速度，直至内结构和外环境达到物质平衡。内收性和外放性粒子的 A、B 两型亚粒子的总体流动特点恰好相反，因此必须动态地看待粒子的状态，它们是物质结构体系中的物质形态，本身也是一种运动形式，这些形式上的物质流动是可以转化的。

显然，在这个过程中，对其本身而言，粒子中的物质平衡过程是漫长的。在有两种相反小体系存在的大体系中，两者的物质将一直处于一定的稳定循环状态中，一个亚粒子体系可以经过大型内收性粒子体系的边缘进入内收性体系中心，再经过内收性体系中心的挤压，进入外放性体系的中心，经历中心到周边的循环后，被其周边外放到空间，又进入内收性体系的周边，再次循环。这一流动过程就是两种粒子的物质平衡交换过程，如后文图 3 -9 所示。

如何根据以上方式反过来更深入地理解宇宙，如何打破常规的认识来理解星系呢?

根据此前的分析，星系是巨大的体系，也是宇宙中“微小的粒子”。对人类而言，除银河系以外，其他星系都是一个遥远的体系。按照目前得到的知识，星系仅仅可以被视为圆盘形体系。但如果我们以以上物质循环体系的观点进行推断，那么星系粒子的运行将能填充星系盘面两侧，这样这些粒子与圆盘面一起就形成了中间物质密集、两侧能量（粒子高速运动）密集的个体，也是一个无实际边界的近似的个体。如果从更为宏观的角度看，它们也类似于球形体。

这是一种推论。上述这种星系的球形概念在现实中也许暂时是无法证实的，但也无法明确地否定，所以我们需要假设。如果要得出肯定的结论，那就必须有相关的证据。是否可以以这种方式来解释星系中恒星和行星的相互影响、行星和恒星球形体的形成呢？这是我们的问题之一。

星系不停地旋转，既可以促使粒子旋转，也可以维持粒子的旋转，这是一种必然，可以作为证明粒子存在方式的关键证据之一。而这种旋转是可以在各层粒子间不断地延续下去的，所以任何粒子和亚粒子都可以看成是以这种方式存在的，也不得不以这种方式存在。与此同时，我们也用这样的球形形成过程理论来解释自然环境现象，如果可行则可以视为进一步推论的证据。

通过对以上问题的解释我们形成了一个物质体系概念，每一个星系、星球或粒子都是一个体系，体系的概念涵盖了现实中的微小粒子和巨大星系，这是一个统一性概念。虽然在这个概念中物质个体之间差异甚大，但是把它们视为球形或近似球形似乎是可行的，这一切都与物质的运动相关。

第三章　物理学普遍公理的重新解析

一、对宇宙现象的解释

（一）行星和恒星磁场形成过程的可能性推测

如果我们以上述统一物质运行模式为基础，则可以得出这样的结论：星系的盘面两侧的粒子总体上是从周边到中心或从中心到周边的一种循环，组成星系的行星和恒星也参与了物质循环粒子等各种体系的“运动”和“交换”。恒星和行星是星系中大物质量的个体，是小螺旋体系的聚集体，是维持星系稳定的关键，它们可以被视为近星系核心的一种“重粒子”，但它们也是“亚粒子”的有序堆积体。既然如此，我们就可以认定行星和恒星的形成仅仅是这种粒子集团运动过程中的一种表现。

要解释宇宙各星体的细微运动方式就要先阐明星体内部的整体运行方式，然后将整体和局部的物质运动再次结合起来，这就需要结合粒子内部结构（如彩图 1 和彩图 7 所示）进行理解。

以行星中的地球为例，地球不是一个向外发光的星体，它同时吸收中性物质，包括太阳光，因此可以视为内收性星球。它发出磁场的两种粒子物质体系在太阳内部循环，成为太阳系物质循环的一部分。地球为南北略长的豌豆样球形，这种形状的形成不是单纯的物质内收可以解释的，但是它说明了物质的聚集在南北极更为显著，星球表面和中心之间可能是呈洋葱样循环的结构，如图 3－1 所示：

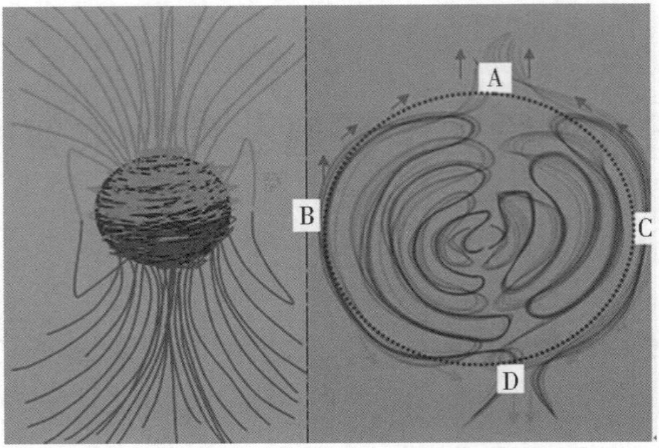

图 3－1　行星内部磁场粒子运行结构纵切面推测模式图

图 3－1 为层状分布的行星内部磁场粒子的物质运行流，从图中我们还可以看出行星南北磁极发出的磁场粒子其实是在行星表面汇聚的。图 3－1 以地球为例，N 极磁场发出点可以在 B－A－C 弧线上的任何点，A 点仅是汇聚点；相反，S 极磁场可以从 B－D－C 弧线任何一点发出，D 点仅是汇聚点。

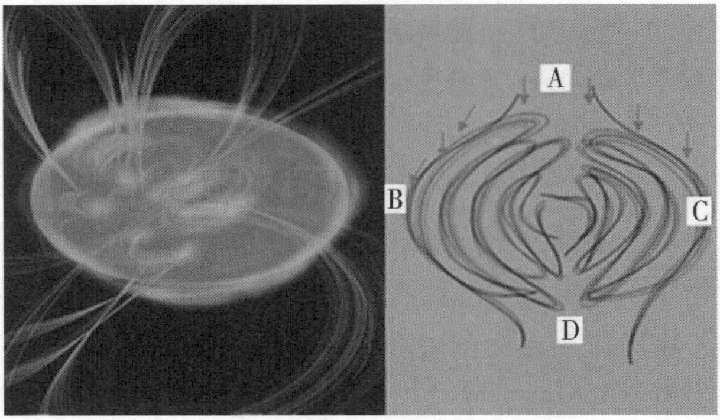

图 3－2　恒星内部磁场纵切面推测模式图

图 3－2 为层状分布的恒星内部磁场粒子的物质运行流，从图

中我们还可以看出恒星的磁极取决于外来磁场粒子的方向，行星位置不同必然导致恒星的磁场多极化，而恒星表面物质的活跃导致磁极区域不稳定。

从太空来的磁场进入恒星表面，可以形成多个磁极。图 3－2 以太阳为例，太阳是磁场的回收系统，A、B 两型磁场粒子经过太阳表面时，在太阳表面元素的诱导下结合为光子，以能量的方式抛射出来，这也就是存在日冕环的原因。

可以这样推测：太阳 N 极磁场流入点可以为 B－A－C 弧线上的任何点，A 点仅仅可能是汇聚点；相反 S 极磁场可以从 B－D－C 弧线上任何一点流入，D 点仅仅可能是汇聚点。甚至可以出现由于磁场粒子的吸引，磁场流入点偏向赤道的情况，如图 3－2 的左图所示。因此在太阳表面，氢结合成氦的聚合核反应仅仅是表面现象而已。

需要说明的是，行星模式和恒星模式都仅仅是一种推测，本书也没有完全参透。

以上是一种大致模型，太阳吸收磁场粒子，却发散光子、电子、质子和引发行星引力的小粒子；行星发散磁场粒子，却接受电子、质子和引发行星引力的小粒子。太阳和行星之间组成一个物质循环，如图 3－3 所示。

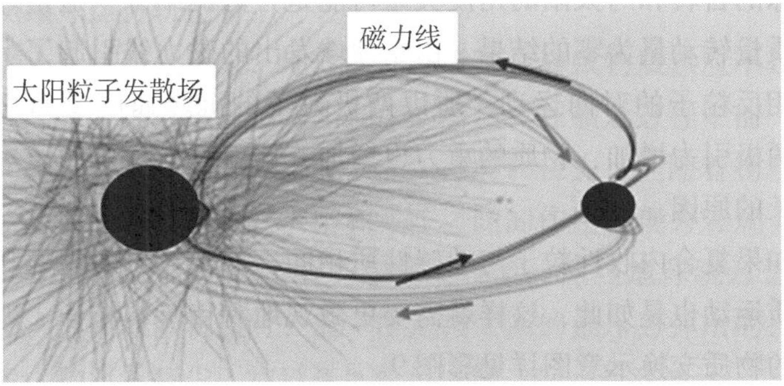

图 3－3　太阳和行星之间的物质循环

当地球绕过太阳时，已经逐渐穿过近地点。当地球逐渐远离太阳时，受到外面太阳的排斥力，它将远离太阳。在这个时候，太阳和地球之间的力量不是引力，而是一种排斥力。一段时间后，拉开了足够的距离，物质减少，地球将会被回拉到太阳的方向。回拉力的产生是因为物质流的减少和地球的内收。所以地球轨道是不规则的椭圆形。太阳和地球的距离变化与太阳的物质释放能力和地球处理太阳物质释放能力之间的平衡有关，当然也和太阳的磁场粒子的吸纳能力与地球磁场粒子的南北两极的释放能力之间的平衡有关。

有三种情况会使地球和太阳之间的距离拉近：①地球释放的粒子加速，自身吸纳性增强；②地球粒子与太阳释放的粒子结合加速；③地球接收到的太阳粒子减少，自身吸纳性有盈余。这三种情况都会使地球和太阳之间靠近的力量增加，两者距离靠近。

水星的运行轨迹也一样，如彩图 10 所示。

如果以上理论正确，从物质的角度看，爱因斯坦空间塌陷的概念就视为一种星球之间作用的歧义。广义相对论没有触及恒星和行星间相互作用力的本源——物质方向性运行，即微物质流动。这种方向性运行主要来自行星的内收“力量”。从作用的范围和强弱曲线分布看，这种解释与广义相对论也是可以吻合的，但微物质流导致的空间塌陷更加符合物质演化的概念。这种概念将所有物质形式简化，也将宇宙简化，让人更加容易理解。

在这种理论中，太阳根本就没有引力，但它也可以束缚行星的运行，仅仅因为恒星的发散物是行星必要的物质运动来源而已，这就是行星的物质趋向性。恒星有行星“欲望”的物质，当然磁场的存在更加强化了它们之间的联系。

从宏观上说，这种物质运动在形式上被描述为空间塌陷的数学模型，正因为它有特定方向的物质供应，所以有太阳系的向心“作用力”。但这不是一种真正的力，不是一个抽象的概念，而是物质流动的真实写照，是组成光子或称为光磁粒子的极微小粒子运动的结果。

如果以上理论正确，那么相对论描述的空间塌陷的本质是一种物质的流动循环的结果。如在太阳系内，空间塌陷是太阳旋转平面内的宏观表现形式，也是由空间物质在太阳旋转平面内进入行星的速度和量决定的，犹如河流中的漩涡，如图 3－4 所示。行星也是一种空间中的物质的漩涡，在漩涡的上下两端中心，形成了磁场出口；而恒星则相反。物质沉积形成行星是粒子的螺旋与物质流动共同作用的结果，最终形成上下两极，相反性质的粒子恰好可以被行星内部粒子弹射出去，形成磁场，虽然部分行星的磁场被自身物质封闭。显然，磁场越弱，行星的外在作用力将越平稳，毕竟磁场受干扰概率较大，这样行星的轨道可能更趋向于正圆形，像金星那样。

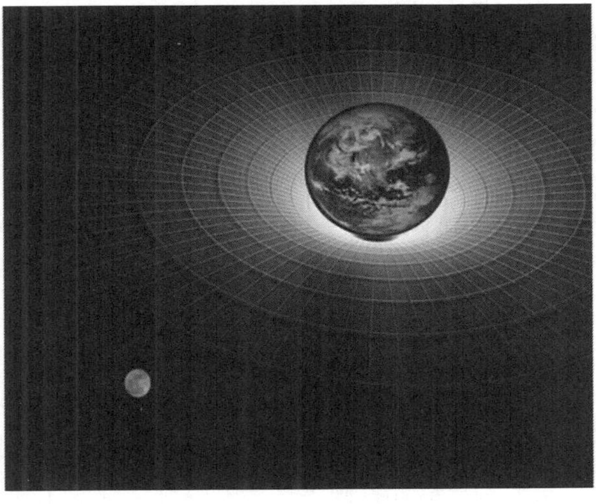

图 3－4　广义相对论的空间塌陷

对于组成光子体系的微小亚粒子，由于超出我们现有的观察范围，我们还不能有效地观察到，更得不出细微粒子的内部结构图。同样，我们也不能有效地观察到由星系可能组成的更大的结构体，但它们也应该是更大的宇宙宏观结构的一部分。

我们还需要指出：这种理论中的物质粒子，即使再小，也不是均匀地分布在宇宙空间中的。它们不像以往“以太”这种理论概念里描述的那样，可以呈现均匀的分布而且在形态上保持静止，所以，以太的概念不可能是我们上述理论的基石，在形式上也与上述理论冲突，同时也被现代物理学否定。我们需要强调的是：这种体系的球形形状实际上也是一种影响力的范围，是个相对概念。这个范围是我们使用其他粒子时（如光子或电子等）检测到的影响范围。在现代物理实验中，质子直径的大小就是这样得出的。

（三）物质统一模式对光子的波粒二象性、光电效应和核爆炸等物理现象的重新解释和证据

1. 光子的波粒二象性

目前物理学界认为光子既有波动性，也有粒子性，这就是光子的波粒二象性，实际上这是一个非常奇特的现象。这些都是我们现在的“共识”，但这种光子的实验室结果解释正确吗？光子的波粒二象性是否有其他的解释方式？如果按上述理论体系来推导会出现什么样的结果呢？我们是否可以通过物质统一模型来解释它们呢？答案将随后揭晓。

通过对光子进行物理分析，我们知道光子是中性的，不带电，也不带磁场。那为什么氢原子也不带电或磁场呢？因为它是质子和电子的结合物，所以我们推断光子也可以以这种方式存在。根据上述统一模型理论，我们可以建立一个光子模型，如后文图 3 -9 所示。

1980 年我国老一辈著名科学家、中国科学院院士龚祖同先生曾经对光子提出了同样的解释方式，与本书相比，他使用的是传统物理学方法和知识理论。如果 3 个亚粒子组成的粒子可能会因为缺少运动上的独立性而难以形成光子，那么根据光子的组成，我们可以推断光子束应有如下结构，如图 3 -5 所示：

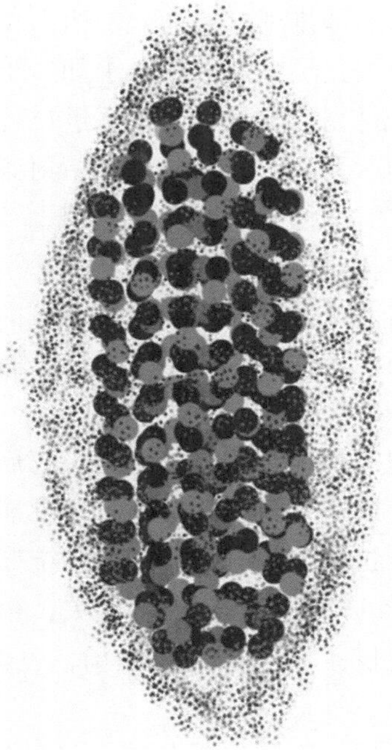

图 3－5　光子束示意图（外放性粒子和内收性粒子相互绕行）

由于光子与磁场粒子的本质组成相同，仅仅是运动形式不同而已，所以我们可以将磁场粒子称为光磁粒子，它是包含 A、B 型两种形式的亚光子，也等同于曾经被龚祖同院士称为光微子的粒子。

必须指出的是：我们所见的一束光，如图 3－5 所示，实际上是由相互联系的光磁粒子所组成的粒子群。在光子群的内部，光子之间通过两种亚粒子（光磁粒子）的相互作用，形成有序排列。单个光子的内部结构如图 3－9 所示，即光子群是光子的两种亚粒子通过物质间的交流作用结合在一起的，从而在空间中形成有序排列。

光的粒子性很好解释，但光的波动性解释起来就比较困难了。以光的波动性现象之一的光衍射为例，对光子是如何绕开物体散射出去的问题我们可以作出以下解释：

实际上光子群的内部排列已经为光的衍射奠定了基础，因为光子群的有序排列会导致光子群结构在电子和质子的作用下进行再一次的重新排列，这种排列会导致光子在行进过程中绕开障碍物而呈条纹状，这就是我们所看见的光波动后的衍射条纹。当然，这样的解释与原来的光的水波样传导有很大的区别。

对于单孔衍射，我们可以这样认为：单孔衍射是单缝衍射的特殊类型，光的单孔衍射是电子和质子对光子束内部分解后形成的光磁粒子的粒子圈，两种光磁粒子的粒子圈是间隔分布的，即A型粒子圈—B型粒子圈—A型粒子圈—B型粒子圈……这是一种不断地向孔的中心位置延伸的排列。离开孔一定距离后，组成这种亚粒子圈的两种亚粒子又可以在空间中再次结合，形成光子束，从而改变了光的强弱位置呈环状分布，这显然并非传统概念中的波动性导致的。有研究表明：光的衍射与外部电场有关，衍射孔的分子和原子组成在一定程度上提供了不一样的电磁场，也就支持了以上理论，具体见彩图11。

根据量子力学原理，不同能量将使电子处于不同的能量状态，形成不同的电子轨道。从传统概念中可以得知：在同一平面的物质组成中，不同分子的相同能量电子应该处于同一层面中，否则能量会发生交流。光子在通过物体单孔或单缝前，衍射孔已经是质子、电子和能量（电子内层光磁粒子数）的统一体，能量电子的能级完全可以看作是受到了光磁粒子推挤后的表现。这样，在自然状态下单缝和单孔在光子的共同作用下已经形成了环状的微粒子圈，电子在这种粒子圈中起最大作用，因为电子容易形成隔离圈。在光子通过期间，光子本身的特点也将强化这一结构。从光的衍射条纹来看，光子越靠近衍射孔边缘的质子，光线透射能力越弱，衍射环越窄。由于光子群接触到衍射孔时，孔周边光子间距离被压缩，相当于频率提高，根据光电效应的原理，更高的光频率容易导致电子逃逸，这样离质子越远的电子周边亚光粒子越多，形成隔离光子的效应就越明显，所以衍射图像的中间暗条纹最明显。

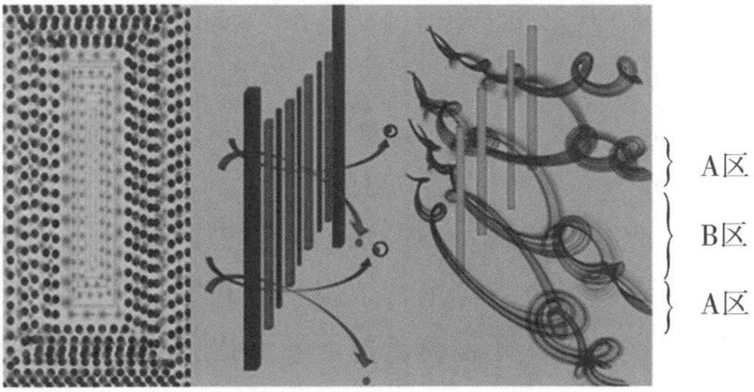

图 3－6　单缝衍射解释图

左侧表示光子通过前单缝衍射的缝隙，中间和右侧为光子通过时被电子—原子核栅栏所分离，通过后再次结合成光子，在这样的过程中就必然形成明暗相间的衍射条纹。

A 区为衍射亮条纹区；B 区为衍射暗条纹区。

与单孔相同，在光子通过前，单缝已经在质子和电子的作用下形成了微粒子环，可以调节光子内部结构的排列方向，从而形成衍射条纹。在这个光子栅栏的形成过程中，甚至有空气中的小粒子参与其中，形成电子环之间的联系，这也是衍射条纹形成的原因之一，具体见彩图 12 与彩图 13。

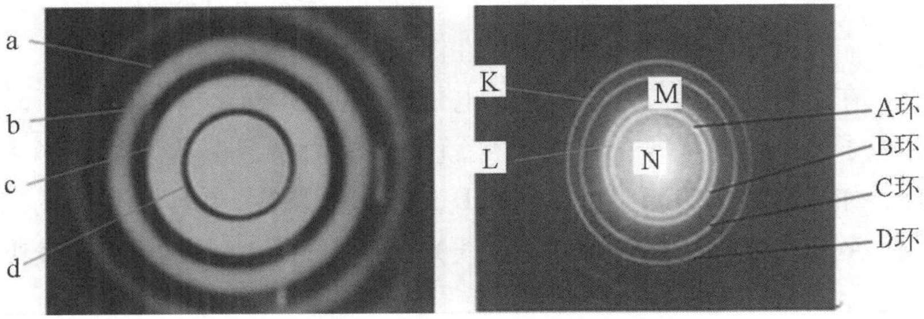

图 3－7　单色光衍射图与电子衍射图

图 3－7 展示了单色光衍射图和电子衍射图的不同，由于左图

光子为组合体，a－b之间和c－d之间的光圈为电子质子作用的形成，a边缘和b边缘正好有相同亚粒子，在此期间光子不同性质的亚粒子层有逐渐融合为光线的趋势，所以a－b之间形成光圈，c－d之间也是如此，而b－c之间的电子阻隔环为光电效应的电子外移的结果；右图电子形成“双轨征”，根据前面的假设和分析，可以推测电子束射入晶体前，电子束内部是有结构的，电子应呈环形分布。电子束发射由光磁粒子推动，光磁粒子先于电子到达晶体，中心位置为电子性质相同的光磁粒子通道，这样衍射环是由于对面阳极发生的光磁粒子而“撑开”的。A－B环之间为与电子性质相反的光磁粒子较多通道，表现为两电子环靠近；B－C环之间为与电子性质相同的光子粒子较多通道，表现为两电子环远离；K、L空白环为光磁粒子运行通畅环，流向读者的主要为光磁粒子中与电子性质相反的亚粒子；M空白环为流动阻滞环，流向读者的多为光磁粒子中与电子性质相同的亚粒子，这与N区粒子相同，当然，N区也有透射电子存在。正是由于N区同性质粒子增多，A环被迫外移，所以造成以上衍射环的非均等距离分布现象。

我们可以作出如下总结：电子阻隔后光子的排列变化说明质子、电子和光子间的作用是形成衍射图像的根本原因。由于电子和质子的作用，组成光子的两个亚体系粒子重新排列，即光子的内收性体系粒子靠近质子这种更大型的外放性体系，光子的外放性体系粒子靠近电子这种更大型的外放性体系。

在衍射孔边缘被光子激发的电子形成了若干电子环。在电子环和电子环之间，电子的影响力大就会形成两个近似的平行的光子环，如A环和B环近似，C环和D环近似。当然，由于作用力的问题，A环和B环之间还可以有双线光子环，只是由于太弱而比较难以显示出来。光子在电子间形成了光子环群，且自身的光子特点可以逐渐融合，于是在靠近电子环的区域就形成了一个明显的弱光环，而两者之间则为明显的融合性强光环，如图3－8所示：

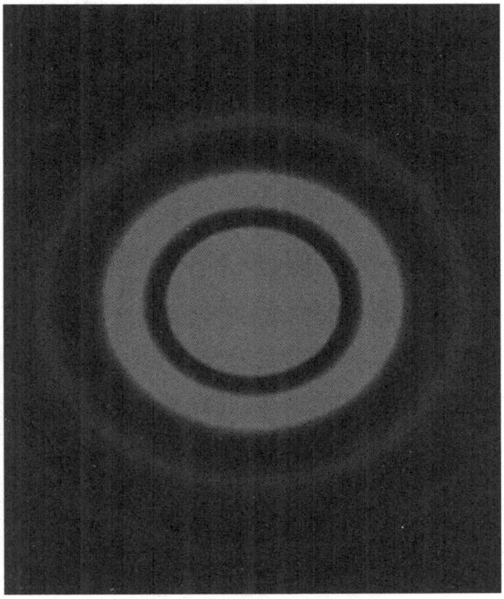

图 3－8　光衍射的多环结构

可以看出衍射环与衍射环之间有许多较暗的衍射环。

显然图 3－8 与图 3－7 是不同的，这与光子的性质有关，甚至也可能与孔周材料有关。

以下是光子的内部结构图像：

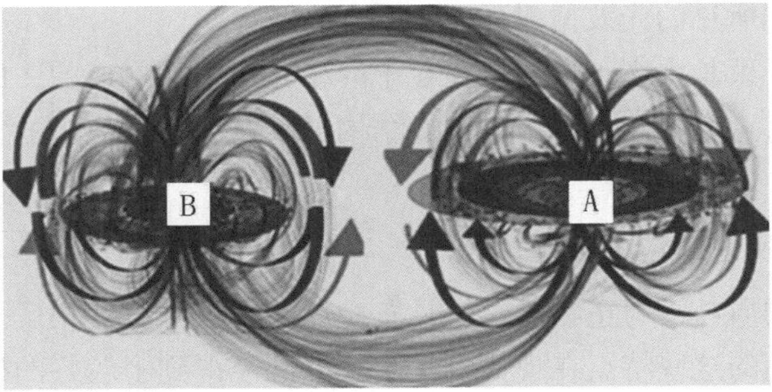

图 3－9　光子内部结构图（内收性体系和外放性体系的结合体）

A 表示内收性体系，B 表示外放性体系。光子既是磁场循环体，又是中性物质体系，是 A 型和 B 型体系粒子的结合体。

图3－9所展示的光子模型与我国著名物理学家龚祖同的模型很类似，它表明了光子的内部结构，这种结构也很符合王伟等学者对光子研究中数学模型的要求。

在图3－9的基础上可以进行推导：微小的物质体系可以形成大的体系。内收性体系和外放性体系形成结合体，其内部形成物质相对闭合的循环体系；当然，两者之间也可能因为物质流动不均衡形成相对开放的循环体系。因此光子稳定体内部两种相反体系间的影响力只能是均等的，其运动方向相对而言比较难改变，除非进入内收性粒子和外放性粒子的缝隙之间，才可能出现变化。

根据以上解释并对光的衍射图进行分析，我们可以得出这样的结论：光子的波动并非像水波那样，当然，光子的粒子更不是我们现代物理学解释的那样是完整的标准的球体形状。但是上述现象也可以用物质模型来推导，以得到较为完美统一的解释；从已有实验中我们得知光子具有波动性和粒子性，而从以上模型中，我们同样可以得到很好的解释，并且似乎更好。光子群的有序排列对光的衍射有本质的影响，光子群是一个有机的整体，它的排列也是有规律的。从光的衍射图像中我们可以得到某一种波长的光子束，这种波长并非由单个个体形成的，它显示的是一种丛集性相互联系个体群，是一群相似的个体群。这样紧密联系而又规则排列的个体群组成了我们所见的光波衍射环。

光子束是由光子群通过亚粒子的相互作用而形成的，所有的光都应具有这个特点。粒子的螺旋结构可以在反物质粒子的实验中得到验证。

2. 反粒子特点

反物质粒子与正物质粒子具有相反的特点：极性相反、自旋相反。它们的这些特点在现代科学实验中已经得到了较好的研究。我们知道正反粒子相遇会湮灭，例如，正电子和反电子相遇时会形成两个伽马光子。我们就以此为例，根据彩图14来进行解释：

在彩图14中正反粒子的自旋是相反的，如果它们是其他小粒子有序的结合体，那么这种相反的自旋是促使两者融合和湮灭的最关键的因素。在自旋相反、极性相反的粒子的边缘，由于两粒子亚粒子的运动方向相同，接近部分融合的可能性增加。极性相反时，这种融合明显加速，粒子融合后形成两个方向不同的亚粒子群，这正好可以用来解释正反电子相遇所产生的光子。这说明电子可能是由许多小型粒子群组成的，而当这些粒子按某一方向行进就形成了光子束，因此电子大致可以被视为光子群运动所形成的物质个体。螺旋运动是电子的一个特点，因此光子循环运动是电子的本质，如彩图 1 显示的那样。电子是这样的循环体系，同样，光子内部的亚粒子也可以是一个更小的粒子群的循环体系。于是，光子和反光子相遇后被“湮灭”也就可以理解了，因为这样形成的粒子太小，难以检测，如彩图 14 所示。

彩图 14 说明由于一个是外放性体系，一个是内收性体系，因此难以形成分离的力量。边缘继续分离形成方向不同的光束可能是由中间部分的物质方向决定的。我们在解释正反粒子“湮灭”的同时，也必须解释为什么质子和电子不会因相遇而“湮灭”，这是因为组成它们的亚粒子流动或者旋转方向不一致。如质子和电子磁极相吸引时的结构图，详见彩图 15。

电子、质子以及磁场中两种 A、B 型粒子的自然构象必然能很好地解释实验中的电子双缝衍射现象和单个光子衍射现象，但这些是此前我们完全不能解释的。这里有两个试验视频可以参考，网址分别为：

http://v.youku.com/v_show/id_XNTgyNDkwODE2.html,

http://www.tudou.com/programs/view/-2b37zY74Cg/。

3. 光电效应

当光照射到某些物质上，引起物质的电性质发生变化，也就是光能转换成电能，这种光致电变的现象被人们统称为光电效应。爱因斯坦对于光电效应有过这样的解释：在光能转化为电能的过程中需要一定的光频率，小于这个频率光电效应将不可能发生。

如果根据上述物质体系进行推理，内收性和外放性粒子之一的质子和电子之间就应该存在物质的交换，这种物质交换可以由另外更小的粒子来实施。因此有两种或更多微小得多的粒子参与其中的物质交换是可能的，只是更微小的亚粒子可能需要很多个才能与一个大的粒子进行等效能的物质交换。

需要再次强调的是：星系是一个完整的体系，并且符合我们上述的标准模型。如果电子也是一个完整的体系，按照星系和原子的大小比例计算，这些电子和质子间的交换微小粒子的直径可能为 $10^{-52\pm}-10^{-58\pm}$ 米[①]。这种物质粒子的直径显然远远小于我们实验中测量的电子，也远远小于普朗克常数，但是这些细小的粒子和质子、电子、星系以及更小的组成它们自身的粒子一样，都是一个物质进出平衡的完整运动体系，也是一种可以分成 A 型和 B 型双模式的体系。

至于光电效应，在光照射物体的过程中，如果光的频率足够高，光子进入原子中的间隔时间将很短。只有间隔时间足够短的光子群才可以使进入电子和质子中间的光子形成电子和质子之间稳定的隔离区，即稳定地填补电子轨道以内的受质子影响较大的内层部分轨道，从而逐渐使电子和质子分离，最终形成电子逃逸。虽然在此过程中部分光磁粒子也可能溢出电子轨道外层，但是数量较少，不会对电子的远离起决定作用。犹如下雨时湖面上的船，随着水面不断上涨，船会远离湖底，虽然雨水可能飞溅到船上，但船总体上仍然是离湖底越来越远的。

简单地说：只有足够高的频率才能保证电子轨道内侧有足够的光磁粒子数，高频率使它们在没有来得及逃离原子前，有更长的时间停留在内层轨道中，从而挤压到电子，使电子逐渐远离质子，最终发生电子的逃逸，这就是光电效应。

---

① 不是精确的数据，而是一个大概的范畴，以此为依据得到的也是一个大致的概念，目的是描述物质实体之间的大小关系，更精确的数值有待于进一步研究。

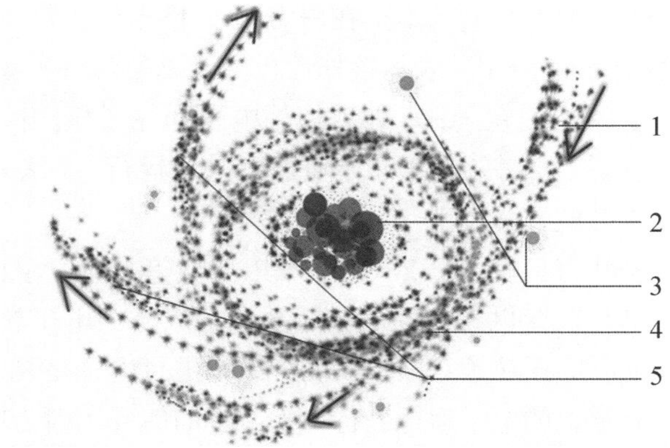

图 3－10　光电效应示意图

如图 3－10 所示，光子从左边进入原子核和电子之间，从右边散出，只有足够的频率才能使电子和原子核之间保持足够的光子数，只有这样才能不断挤压电子，使电子最终脱离原子核的约束，发射出来。

图 3－10 中的 1 表示光子束在一定角度下进入原子；2 表示原子核；3 表示核外电子；4 表示在核外电子和原子核之间，两种性质不同的光磁粒子部分伴随运行；5 表示核外运行的光磁粒子逃逸。

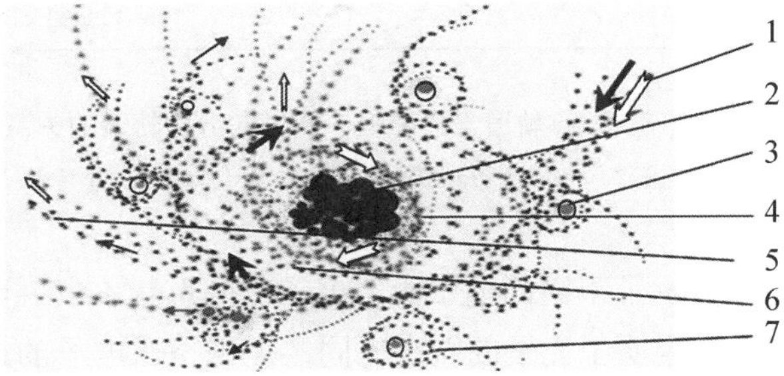

图 3－11　光电效应示意图的一个切面

图3－11中的1表示光子束在一定角度下进入原子；2表示原子核；3表示核外电子；4表示核外运行的光磁粒子（A型）；5表示逃逸出原子的光磁粒子；6表示核外电子和原子核之间的空间，A、B两型光磁粒子在交界区可伴随也可对向运行；7表示在电子外周运行的光磁粒子（B型）。

由于电子轨道具有1S、2S、3S、2P、3D等，随原子核中质子数的增多，其复杂性也相应提高。对S轨道以外的电子轨道而言，利用光子或光子的亚粒子对原子核绕行状态进行解释是复杂的。我们可以以S轨道上的电子运行进行更为简单的解释，因为它是个较为闭合的轨道，而内层轨道形成的原因更容易被人理解，所以能使人们对轨道隔离区有进一步的认识。

由于3S径向分布轨道呈波浪形，这为我们的描述提供了方便。图3－12展示了电子3S轨道和可推测的光子绕行轨道之间的关系。

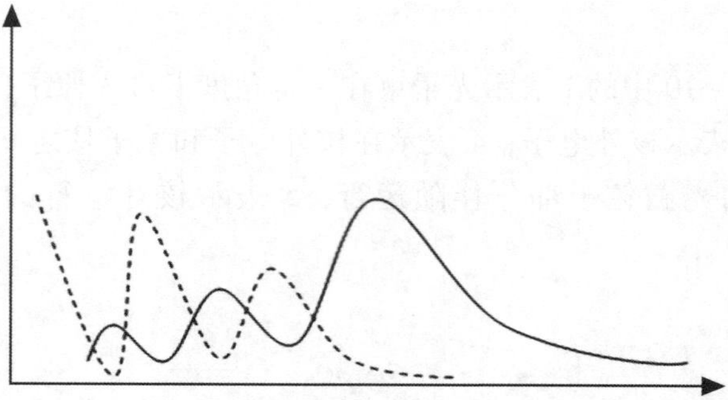

图3－12　电子3S轨道与光磁粒子的径向分布轨道的关系

虚线为光子和光磁粒子的分布轨道，实线为电子分布轨道（3S轨道）。

图3－13显示了不同的电子云，电子云的形状不仅说明了电子的轨道不同，还说明了光子的轨道不同，因此挤压电子的运行区域也就不同了，这都说明了光子对填充原子核核外空间具有重要的作用。

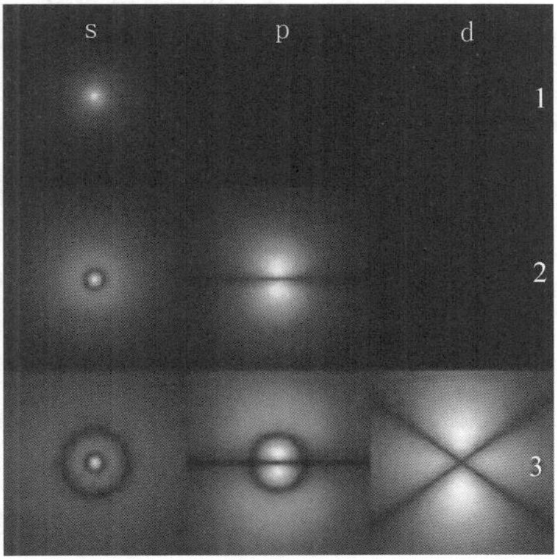

图 3－13　电子云

4. 光子和磁场

根据此前的描述，光子是中性的，它必然是由外放性亚粒子（B 型）和内收性亚粒子（A 型）结合而成的。两种亚粒子符合上述粒子模型，并且性质刚好相反。在这种循环体系下，由于对物质的影响力相同，两种亚粒子结合成光子后内部物质流形成完美循环，光子不容易与其他粒子产生物质交流，所以不会有在磁场和电场中发生宏观上的相互作用的表现，也就没有力的作用。但是，如果在某些粒子的冲击或分流作用下，两种亚粒子被分离，分离后的两种亚粒子流作面对面方向的运动就会形成磁场。磁场中的亚粒子和光子束中光子的亚粒子是完全相同的，光子束的亚粒子可以在原子的作用下分离成相对独立的磁场亚粒子，如图 3－14 所示。

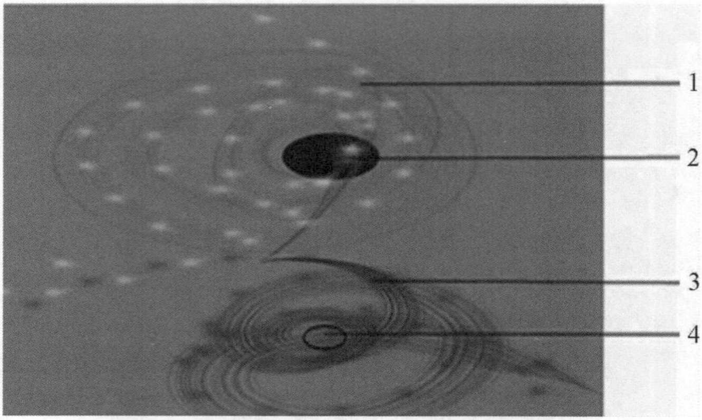

图 3－14　光子在电子和质子的作用下裂解的示意图

1 表示光子的外放性亚粒子；2 表示质子或原子核；3 表示光子的内收性亚粒子；4 表示电子。

在这个过程中，当两种亚粒子拉开了一定的距离时，它们的物质流均会有部分外溢，与其他物质粒子发生的物质交流也将越来越强烈，犹如弹簧的两端被拉长，当然还保留着回弹力。这样，粒子间物质交换的量和速度的改变会使粒子间的距离发生变化，因此这两种亚粒子物质作对向运动的本质是它们的物质交换，这也是磁力产生的本质原因。当它们在磁场中形成了两股对向运动的粒子流，粒子间相互吸引、相互靠近，又被后面的粒子推移时，就形成了粒子运动的磁场磁力线。如果从更细微处说，每一条磁力线都是两种对向粒子流相互缠绕螺旋而成的，如图 3－15 所示，每一个亚粒子都会对磁场产生影响，而它们的物质运动流就是磁场形成的根本原因。

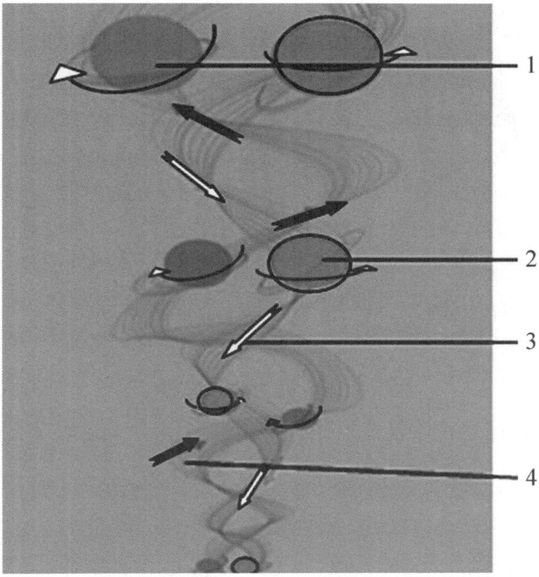

图 3－15　磁场磁力线中两种粒子对向相互绕行流动的简单示意图

1 表示外放性体系亚粒子；2 表示内收性体系亚粒子；3 和 4 表示方向。

在某些元素作用下，如铁元素，在其电子和原子核的作用下，两种亚粒子分别固定地朝原子的两端持续发出，经过空间的各种粒子、质子和电子的传递，再作相互靠近的相向运动，就又回到原来的原子处，在原子的作用下再次发射到外周，这就形成了我们容易观察的导致宏观物体移动的磁场。因此磁场的形成是两种粒子作对向流动，而光子是这两种粒子伴随并作相互围绕对方旋转的同向运动，两者本质相同。

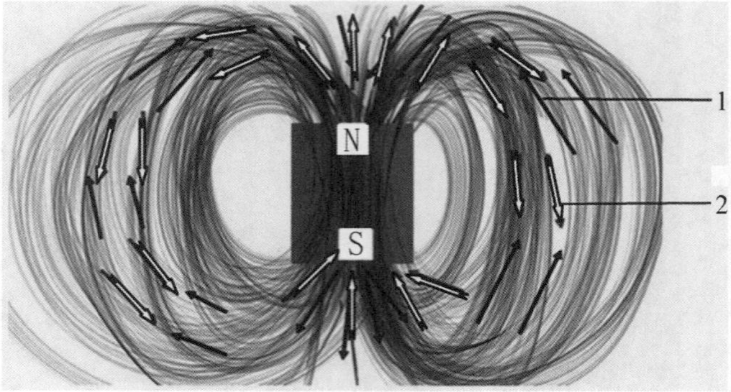

图 3－16　磁力线示意图

1 表示光磁粒子的内收性亚粒子（A 型）；2 表示光磁粒子的外放性亚粒子（B 型）。

要证明以上概念是否正确，就要看它是否能解释磁极的同性相斥和异性相吸的现象。如果仅仅使用内收性和外放性的物质体系来解释粒子间的吸引力和排斥力的话，在理解上是比较困难的，因为粒子间和粒子内部均表现为两种体系的物质流动，所以它们的物质流动路径包括两种：一种是两种粒子间的亚粒子流动路径；另一种是两种粒子维持各自独立整体的物质流动路径。第二种路径比第一种路径更具有宏观概念的形式。由于两种体系相互影响，解释过程较为复杂，所以以总体物质流动的路径顺畅度来进行解释将更为简单，也更好理解。我们可以这样理解：物质流动不顺畅将直接导致某一空间中局部物质的堆积，这种堆积又将导致局部空间的物质密度增加，使局部有物质扩散的趋势，从而推动周边物质形成排斥力；相反情况则表现为引力。

这样就可以解释当磁铁的 N 极和 S 极相对时，粒子内部和磁铁内部都可以形成物质的通路，而且是流畅的，甚至是加速的，尤其是在磁铁之间的空间内。而在外部空间中，运动线路的弯曲、速度下降导致出现物质相对聚集的情况，从而挤压磁铁向中心移动，这样就造成了相吸的现象；而当N极和N极相对以及S极和S极相对时，同性粒子相对，粒子内部和磁铁内部的通路被阻隔了，这样就使得磁体之间的物质量增加，造成相斥的现象。

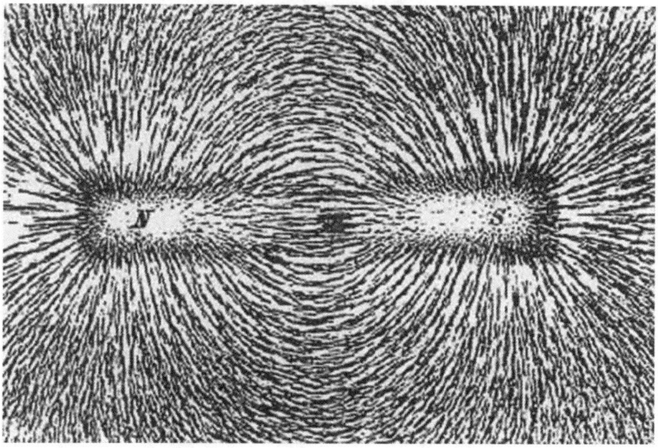

图3－17　异性磁极相吸（表象图）

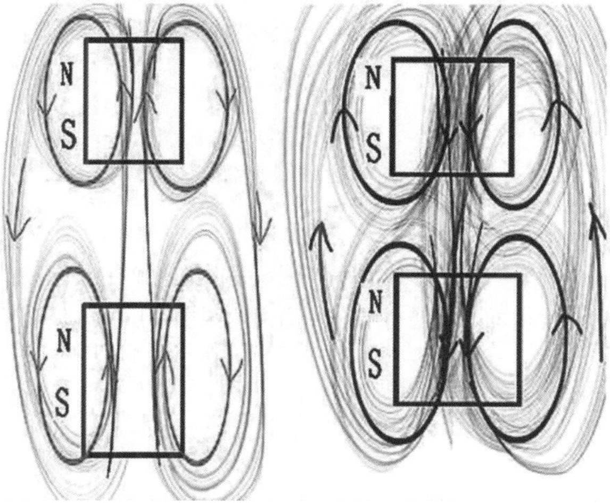

图3－18　异性磁极相吸内部结构分解图

左边为N极发出的N极磁性粒子，右边为S极发出的S极磁性粒子。

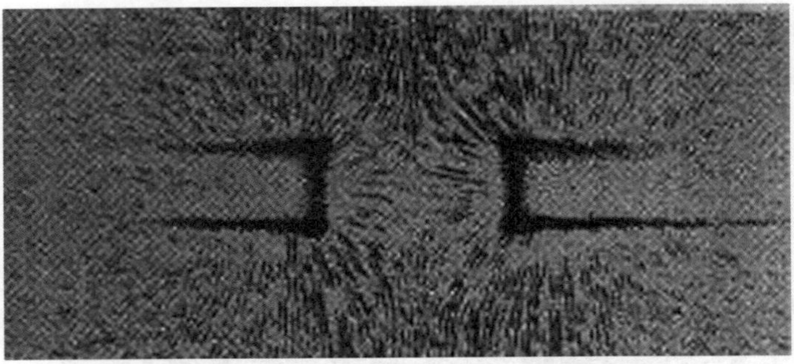

图 3－19　同性磁极相斥（表象图）

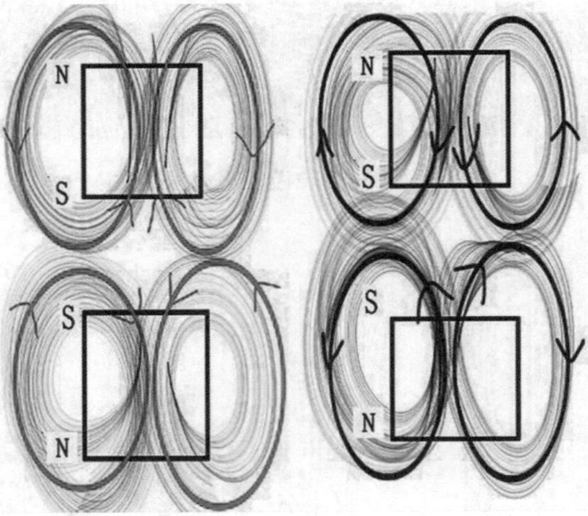

图 3－20　同性磁极相斥（S 极相对）分解图（一型）

左边为 N 极发出的 N 极磁性粒子，右边为 S 极发出的 S 极磁性粒子。

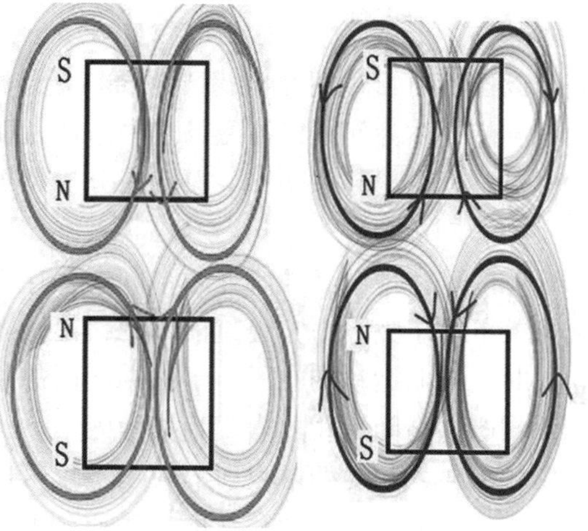

图 3－21　同性磁极相斥（N 极相对）分解图（二型）

左边为 N 极发出的 N 极磁性粒子；右边为 S 极发出的 S 极磁性粒子。

图 3－22 可以概述两磁体之间的粒子运动：

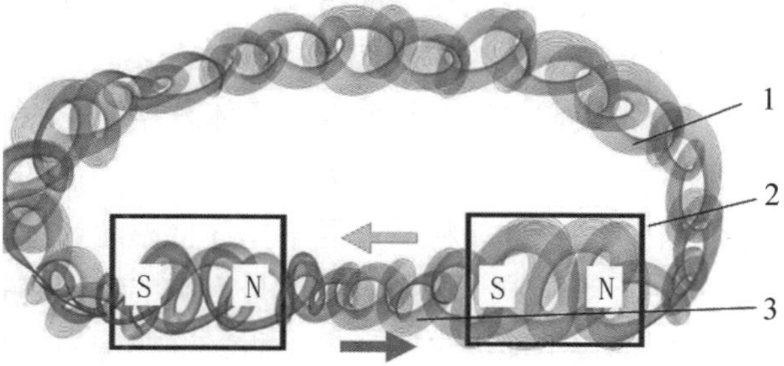

图 3－22　光磁粒子以旋转的方式运行在两磁体之间的示意图

1 表示内收性光磁粒子，与外放性光磁粒子相互绕行并作对向运动；2 表示磁体；3 表示外放性光磁粒子，与内收性光磁粒子相互绕行并作对向运动。箭头表示相应粒子的不同运动方向。

在磁体内，两种光磁粒子各自通过质子或电子的相互作用绕行前进，而在磁体外除去空间中的各种原子中的原子核或电子的作用，两种光磁粒子有相互吸引和相互绕行的作用，并在相同路径中在粒子的挤推下不断向前运动，最终形成环路。

5．超导问题

以上解释可以揭示更多的磁场问题，例如，超导现象的产生；在磁体之上的低温超导体为何可以在磁场之中悬浮，而位于磁体之下的超导体为何也可以悬浮起来呢？下面就来分析超导体现象发生的原理。

要解释超导体的悬浮现象必须解释两个问题：什么情况下产生排斥力？什么情况下产生吸引力？经过前面的讨论，我们懂得了磁铁之间磁极相同时，相向运动的粒子由于占据相同的路径而使物质粒子相互碰撞，在磁铁之间堆积，表现为排斥力。

当磁极性质相反时，相对两端发射的粒子不仅可以顺利地进入对方磁铁内，形成流畅的路径，而且在电子和质子的作用下，磁场中的亚粒子流会造成空间物质的不平衡，造成物质向两磁体之间的空间挤推，缩短距离，表现为吸引力。

在相吸的过程中，磁体发出的两种粒子之间也存在既相互吸引又相互绕行的现象，经过空间粒子的传递，不断地相互缠绕旋转的粒子进入对方磁体，如图 3－22 所示。

根据上述理论，我们可以分析低温超导体悬浮的现象：

在低温状态下，超导体是可以仅吸收光子或光子群的，同时也可以仅吸收光子中的某一种亚粒子。但是作为低温超导体，其内部的粒子可容纳的光子等亚粒子的现成通道是有限的，超越接纳限度的光磁粒子与有限的接纳能力之间产生矛盾，这样低温超导体和磁体发出的磁力线就产生了矛盾，因此超导体可以接纳并固定一部分磁力线，而超出其接纳范围的磁力线会使超导体和磁体之间的物质聚集，产生排斥力。当温度加大时，随着光子可进入的超导体内部电子和质子之间的轨道增多，磁体发出的粒子反而可以经过这些通道更加便利地发散出去，从而使磁体和超导体之间的相互作用力减弱。

与此不同的还有：当磁体和超导体拉大到一定距离，超导体磁力线（光磁粒子）大于实际所能接纳的容量时，由于这种磁力线的两种亚粒子均可以与超导体的电子和质子发生吸引作用，所以会产生靠近磁体的趋势。两者越靠近，超导体得到的磁场粒子就越多，吸引力就越大，直到两者相等。这是磁体和磁体之间的作用相同，两者之间产生吸引力的过程。而当两者之间的距离足够近时会发生相反的情况，就如以下网址中的视频所示：

http://www.tudou.com/programs/view/FYV_uiGZxY0/。

关于低温超导体，我们可以根据磁场的产生和分布进行解释：

低温超导体是可以悬浮在磁场中的，悬浮在磁场中的低温超导体，从本质上说，犹如处在两个弹簧之间，即位于磁场中悬浮的低温超导体与磁体之间的距离是被磁力线所固定的，既不可远离又不可接近，是一种平衡状态。这是磁力线的两种粒子将磁体和超导体固定在一起的结果，即说明低温超导体的悬浮作用是磁体的每个质子和每个电子通过磁力线粒子整体支撑超导体的结果。与此同时，超导体中的部分电子和质子受到了这种支撑，并固定了这种支撑，尤其是超导体表面的电子和质子发挥了大部分作用，内部电子和质子使磁力线粒子局限在特殊的路径里，形成了特殊的图像，如彩图16所示。随着温度的升高，这种现象也将消失。因为温度上升意味着能量增加，说明光子数或光磁粒子的增加使得光磁粒子能够更加轻易地进入超导体内部电子增多的内侧轨道，更容易穿过整个物体。此外，在高温状态下，超导体内部的原子核和电子可以比较容易地被磁场粒子流改变其螺旋的方向和空间位置，从而使自身原子核和核外电子的排列有利于磁场粒子的通过，因此，高温下超导体和磁体之间就无法形成作用力的效应。

在实验中，低温超导时，超导存在于原子核的局部空间中，故在原子核和电子的排挤下超导光磁粒子的通路呈网络状，甚至呈如图3-23所示的结构形状，但磁力线的最强点一定靠近低温超导的边缘区。

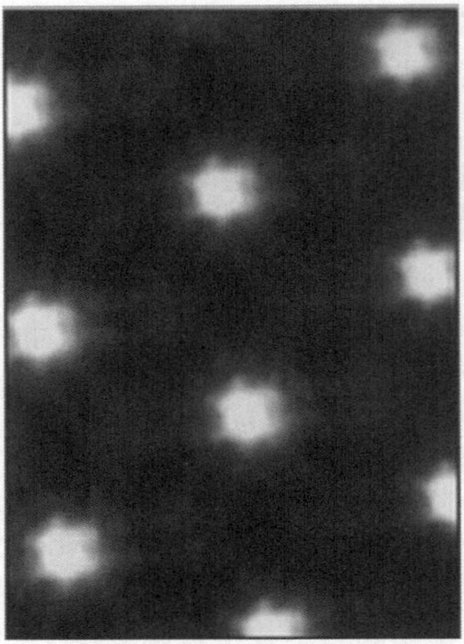

图 3－23　超导体中的磁力线通路

外力包括地球引力所引发的位移均可以在一定距离范围内通过调整表面和内部的磁力线分布，使超导体重新达到空间力量上的平衡，从而再次固定位置，这表现为空间悬浮位置的改变。以下分析超导体悬浮于磁场之上和磁场之下的两种情况：

（1）超导体悬浮于磁场之上。

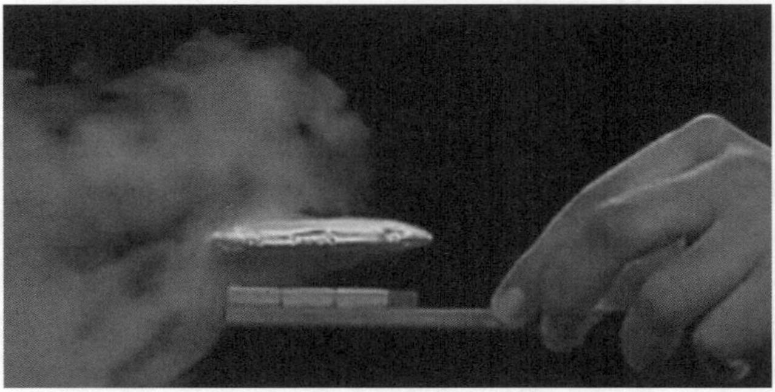

图 3－24　超导体悬浮于磁场之上（水平悬浮）实验室

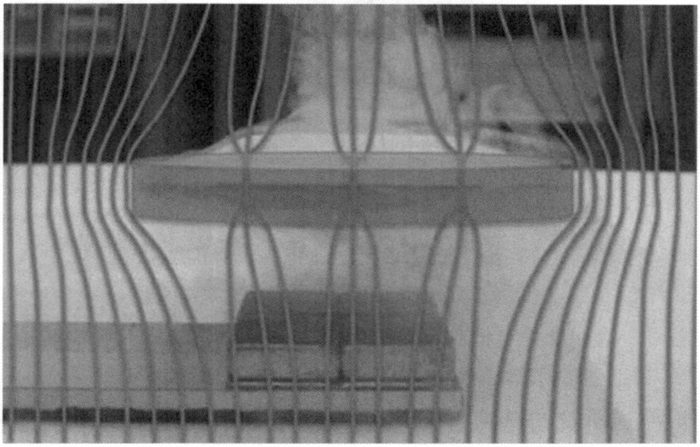

图 3 –25　常规超导原理图

没有考虑磁性粒子的性质和运动路径，也没有回答超导体在磁场中的滑动问题。

图 3 –25 所示的实验现象原理图是一种传统认识，这种“原理”认为：超导体排斥磁场，也就是迈斯纳效应，是由于超导体“不允许”其内部有任何磁场，如果外界有一个磁场要通过超导体内部，那么超导体必然会产生一个与之相反的磁场，保证内部磁场强度为零，这就形成了一个斥力。当在一个超导体正下方放置一个磁体，并使磁感线垂直通过超导体的时候，超导体将获得垂直的上浮力。当这个力的大小刚好等于超导体的重力的时候，超导体就可以悬浮在空中。图 3 –24 是实验图，图 3 –25 是传统原理解释图。如何更加完美地解释以上问题，仍然需要我们对粒子的组成和运动有一个更为合理的阐述。根据此前我们获得的方法来描述超导体悬浮于磁体上方，我们可以得到彩图 16 那样的物质运行的简化图像。

显然从这样的结构特点中我们可以得到：在彩图 16 中，磁体的光磁粒子托垫起超导体，超导体镶嵌在磁场里。从更微观的角度说，就有了以下图像结构，如图 3 –26。

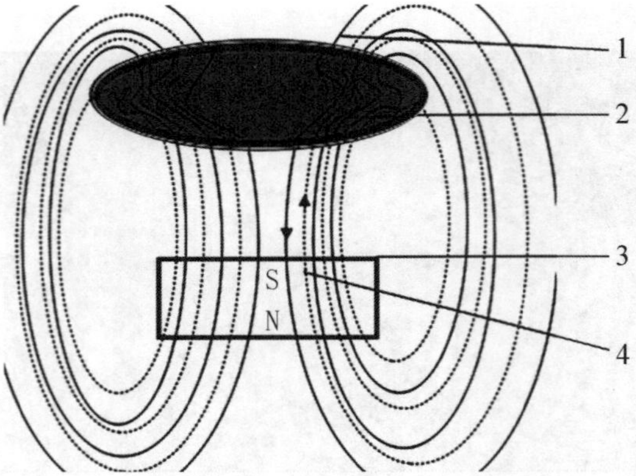

图 3－26　超导体与磁体之间通过磁力线形成互为支架的作用

1 表示向下运动的 N 极光磁粒子；2 表示超导体；3 表示磁体；4 表示向上运动的 S 极光磁粒子。

低温超导体中最外层电子的能量是最高的，但是这种最高的能量是在接近磁力线边缘的电子的物质流容易被干扰、电子容易脱离的基础上实现的，而电子的本质没有改变。当处于低温状态时，在最外层电子约束下的光磁粒子仍是最多的，表现为最高能量级别，以此类推，越接近超导体中心，电子能量越低，自由度越小。高温状态时电子与质子之间的光磁粒子较多，原子核对外界粒子的约束力更为分散。

在图 3－26 所示的超导体内部，磁场两种亚粒子在相互之间仍有作用力的基础上，剩余的作用力被电子和质子所吸纳，形成电子和质子周围的光磁粒子流。当光磁粒子流将部分电子和原子核的作用力削弱到几乎等于零时，因为相同光磁粒子流在电子和质子之间，于是，电子间的区域被有效连接，且能级相同，使得电子自由度极大，进而使电阻减小，甚至为零，这就像电子的“滑冰场”。此时磁场的两种粒子被嵌入电子和原子核之间，四者之间存在相互作用，形成如图 3－27 所示的层状结构：

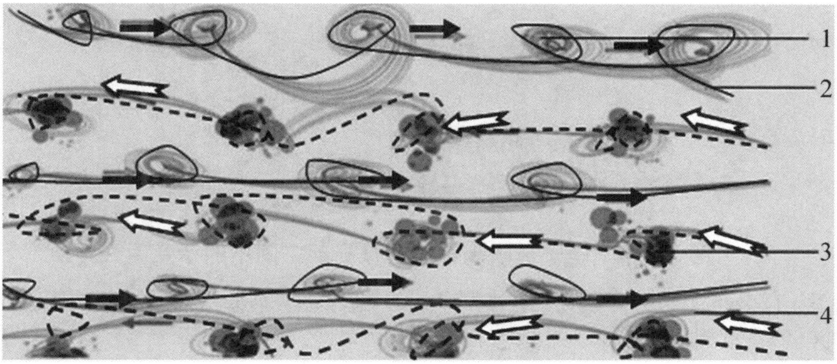

图 3－27　局部超微观层状结构简单示意图

超导体在磁场外层的特点（上方为最外面）与常温下的特点相同，在磁体内部，光磁粒子的走向是完全相同的，仅仅在低温时，准自由电子所形成的分层作用支撑了磁场中的低温超导体，克服了它的重力，而常温时这种分隔作用消失。

1 表示准自由电子可以在磁场中被激活，成为完全自由电子；2 表示与电子绕行的光磁粒子、内收性粒子；3 表示原子核；4 表示绕行原子核的光磁粒子、外放性粒子。

由彩图 16 和图 3－26 可知超导体与磁体之间通过磁力线形成的互为支架的作用，是一个有序的近似层状分布的磁力线结构，只有这样才能使超导体悬浮起来。研究表明，如果磁场不断变化，这种有序结构被破坏的话，极有可能丢失超导性能。

核外最高能量状态的电子在一定低温状态下可表现为准自由电子，凝聚于原子核周边。当置于磁场下时，光磁粒子就会嵌入电子和原子核之间，这种准自由电子就变为自由电子，游离于原子核的局部表面空间。当这种自由电子在原子核的表面处于联通状态时，电子的可流动范围就增大了。拥有大范围如此性能的原子结构材料就是超导体，因为外加电流的电子周边同样有大量的光磁粒子环绕，所以整体表面的准自由电子群变为自由电子，这样材料的表面形成了电子的“滑冰场”，而在相应的可流动区域就表现为对电的超导性能。

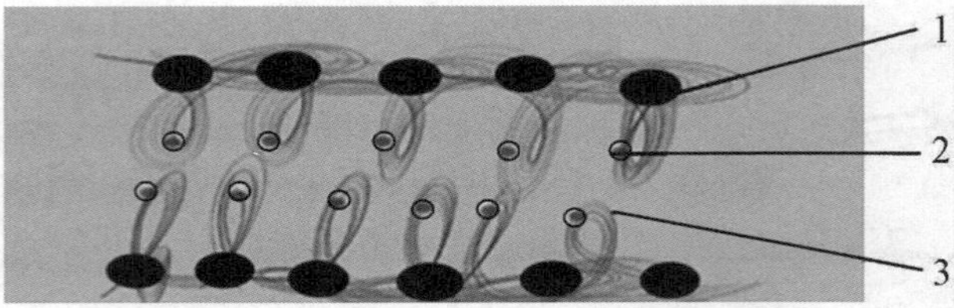

图 3－28　电子被限制在原子核局部空间中的示意图

1 表示质子或原子核；2 表示电子；3 表示电子轨道（即被孤立的电子轨道区域）。

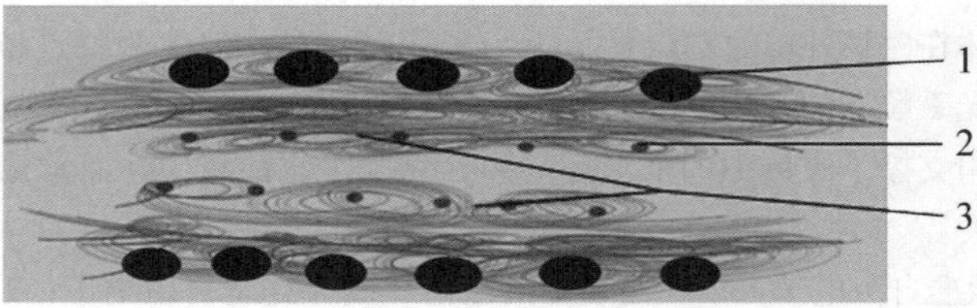

图 3－29　电流激发的零电阻超导体示意图

1 表示质子或原子核；2 表示电子；3 表示电子轨道融合区（即磁场亚粒子运行融合区）。

超导体两端外加电流后，电流中的电子和其携带的磁场致使超导体的各部分电子间的空间也被磁场粒子所填充，电子可以在脱离原子核后自由流动。这些电子的自由流动以在光磁粒子的奠基下形成的“滑冰场”或“滑冰道”为基础。

如图 3－29 所示，在低温超导体中原子或者分子的某个电子轨道处于“准自由状态”，即电子和原子核之间的约束并不强。在外加磁力场的作用下，磁力线可以嵌入两者之间，使低温超导体表面两种光磁粒子和电子、原子核呈层状排列，犹如“洋葱结构”。在极度低温环境下，磁力线中的外放性粒子是沿着靠近原子核的一个层面流动的，只有当温度略有上升时，磁力线才容易“克服”电子和质子之间的直接作用而进入超导体内部。当然，也有温度更低的情况，此时表层电子由于低温，过于靠近原子核，两者之间形成了相应的物质交流路径，任何粒子进入其间后，物质流都需要重新分布，又由于核外电子和原子核越接近，它们之间的物质流交换就越大，结合也越为牢固，这使得磁力线（磁场粒子）进入电子和原子核之间有阻力，甚至完全不能进入，这就是磁力线受限。磁力线仅仅在超导体表面电子的作用下呈现这种分层效果。随着温度升高，超导体原子核外的电子因为光磁粒子渗入内层轨道而不断地向外层空间移动，这些光磁粒子一部分来自周围的环境，一部分来自磁铁，但是无论如何，运动的通道会随核外电子和原子核之间光磁粒子的增加而增加，最终导致磁场粒子可以比较容易地通过温度较高的超导体，从而对超导体失去作用。再者，在磁场粒子转化成光子或光子束的过程中，方向的变化会导致光子的滞留，也会导致磁场粒子因运行不畅而产生“力”的表象。这也就是安培定律发生的内在原因。

这种层状结构中层与层之间都是具有作用力的，而且这种作用力在超导体中一直延伸到磁铁内部，从而与磁铁内部的原子产生了作用力。

在磁场中，改变超导体的位置也就是改变磁力线的结构方式和路径，既可以在新位置上达到磁力线分布产生的力的平衡，从而使超导体和磁体之间的距离再次处于稳定状态，也会因为磁力线的分布与重力不匹配而发生位移，从而使超导体的作用力与超导体自身的重力再次达到平衡。

但是如果温度略有上升，超导体内部则与上述现象不同。原子核之间的联系将阻碍这种层状结构向内部延伸，原子核和原子核之间有部分空间结构是稳定的，两种磁力线粒子只能通过局部结构中的原子或原子间的某些空间穿行。还可以肯定的是，两种磁力线粒子之间在电子和质子的作用下可以形成较为平行的运行轨迹，如图3－30所示。

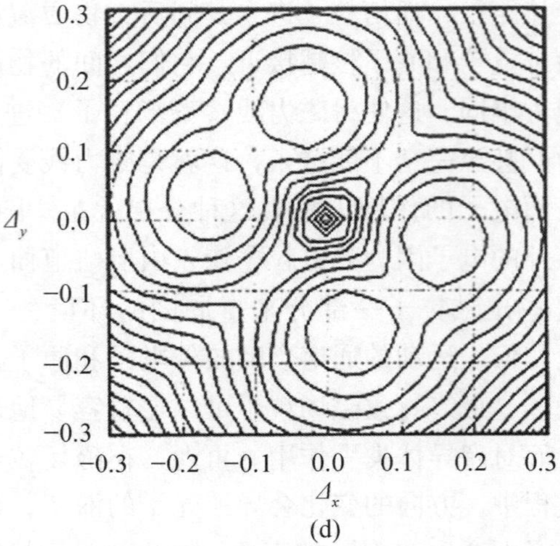

(d) $\mu = -1.9$

图 3－30 高温超导体磁力线强弱分布示意图

超导体的上表面温度高，下表面温度低，N 极磁性粒子容易进入超导体，并且较难从超导体中逃逸，因此容易形成同性相斥的现象，这种现象就是温盖效应，如图 3－31 所示。

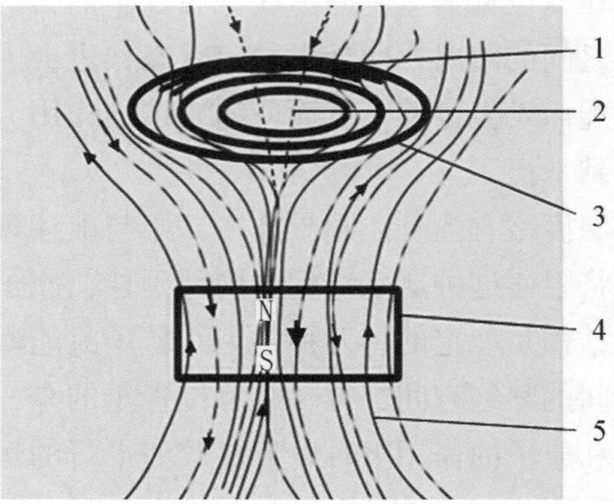

图 3－31 超导体温盖效应

1 表示温盖；2 表示向下运动的 S 极光磁粒子；3 表示超导体；4 表示磁体；5 表示向上运动的 N 极光磁粒子。

温盖效应是指在高温条件下，低温超导体上部分升温快于下部分，形成磁力线向上透射障碍，致使向上的力量增加的现象。

（2）低温超导体侧悬浮在磁场之下。

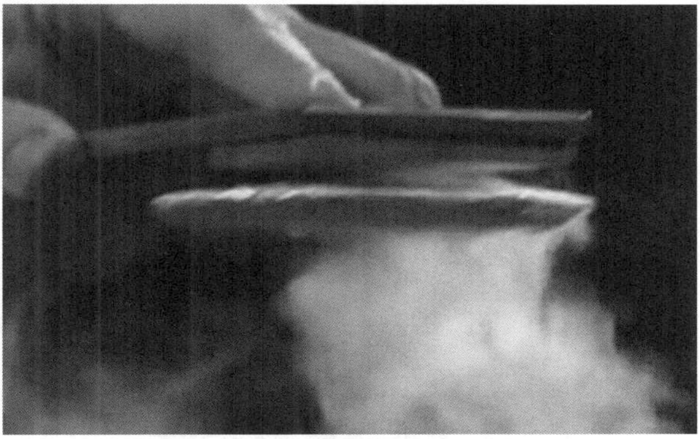

图 3－32　低温超导体侧悬浮在磁场正下方

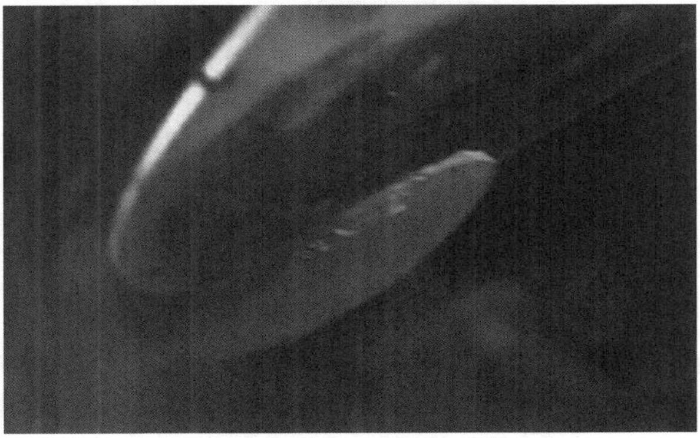

图 3－33　低温超导体侧悬浮在磁场侧下方

经过对低温超导体侧悬浮在磁场上方作出解释，我们已经得知磁场的两种粒子被嵌入电子和原子核之间，四者之间存在“力”的作用，所以形成了上述的层状结构。这种层状结构甚至可以一直延伸到磁体内部，作用于磁体的各个粒子。从超导体到磁体，各种相互联系的粒子之间的作用是相对稳定的，是一种动态稳定。磁体内部的各个粒子和超导体内部的部分粒子甚至像“藤条”一样固定在一起。前后和上下的移动是必须要有外界力的参与才可以迅速地达到新的平衡的。因此，低温超导体侧悬浮在磁场侧下方或者下方，其道理与其悬浮在磁场上方时完全相同。

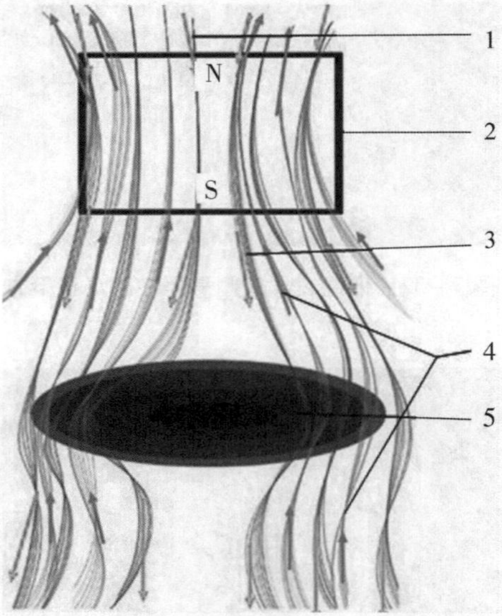

图 3－34　磁场粒子运行结构纵切面模式图

1 表示向下运动的 S 极光磁粒子；2 表示磁体；3 表示磁体的 S 极光磁粒子；4 表示通过超导体后向磁体方向运行的 N 极光磁粒子；5 表示超导体。

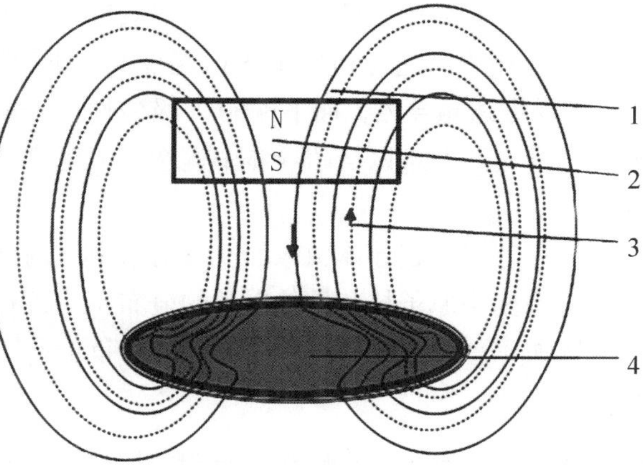

图 3 - 35　整体示意图

1 表示向下运动的 S 极光磁粒子；2 表示磁体；3 表示通过超导体后向磁体方向运行的 N 极光磁粒子；4 表示超导体。

磁体与超导体之间互为支撑，磁力线将两者连成一个整体，因此有超导体悬浮在磁场之下的情况，如图 3 - 36 所示。

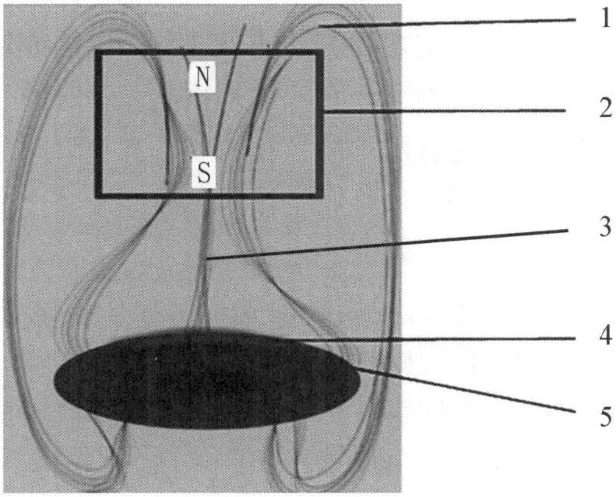

图 3 - 36　超导体与磁体之间通过磁力线形成互为支架的作用示意图

1 表示可循环磁力线运动轨道；2 表示磁体；3 表示磁体和超导体之间 S 极发出的粒子的运动轨道；4 表示“温盖”；5 表示超导体。

在常温环境中，超导体也可以表现为温盖效应。温盖效应可能加强了这种悬浮作用力。超导体的上表面温度高，下表面温度低，S 极磁性粒子容易穿透超导体，而下端的 N 极磁性粒子虽可以进入超导体，却难以穿透，并难以从超导体中逃逸，因此容易出现异性相吸的现象。

需要注意的是，以上超导体图像都没有对磁力线内部的螺旋结构和超导体内部空间中原子核和核外电子的分布不均进行有效的表达，如图 3－23 所示，磁力线在超导体内部的分布是不均匀的。

6. 核爆炸

核试验来源于科学家关于物质和能量的转换理论，爱因斯坦的相对论说明了质量和能量的这种关系，遗憾的是，他没有说明质量和能量的转化形式和微观过程。然而在上述体系中，这个问题或许就有了解决的方式，因为环境和物质的内部结构是这个问题的关键，能量和物质可以相互转化。从本质上说，能量是物质的表现形式。因为能量是流动的，我们完全可以假设能量就是微观物质流动运载下的其他宏观物质体现，是一种外在的宏观概念。无论是化学能、热能还是电能，它们都是物质流，不同的是，化学能是物质流暂时性停留而储存或者在物质之间流动的表现，而电能或热能是物质运动流的自身表现。对人类而言，它们也是物质流动时的一种外在的宏观表现。核爆炸和化学能释放本质是相同的，都是瞬间释放在粒子间存储不下的粒子或亚粒子，这是原子核内部或原子核之间粒子约束力减弱的原因。

要解释核裂变的过程，我们必须先了解原子核的结构。对于原子核的存在形式，我们可以利用彩图 17 来说明：

在这个原子核的模式图中，黑色球体代表的是外周的四个质子，其与中央质子形成了空间架构；电子（以红色线条代表）一般围绕中央质子或周边粒子之间的蓝色连线附近运行。中央质子的周围空间有许多光子的亚粒子（以黄色和绿色线条代表），它们都被质子所束缚，而周边的光子多被电子和质子所分解，形成两种光磁粒子，这些光磁粒子或者相互绕行，或者分离后在电子和质子周边绕行，或者面对面地行进。在外部粒子的作用下，上述运动不断转化，同时推挤电子远离质子。推挤电子的力量取决于电子与质子中间微型光子束的长度，或者说是光的频率。

上述结构表明，原子核内部质子的数量决定了其空间排列和分布，而空间排列和分布决定了电子的轨道，电子的轨道又决定了磁场或者说是光子亚粒子的运行轨道。这是一个相互影响的结构，从质量上看，它虽建立在质子的架构上，但确实是统一体。

在放射性元素形成的环境中，在“高温高压”的条件下，由于质子和电子在外环境的挤压过程中，相互的距离发生了变化，在质子之间的距离变得更近的同时，质子间被压缩的物质也较多，并且很容易形成有机的内部致密的整体结构。在这种致密有序的整体结构中，粒子的相互作用是平衡而完整的，即每个粒子都受到了其他各个粒子的影响，这种个体的物质流路径也是通畅的。也就是说，在这种结构中物质是进出有序的，路径是稳定的。

当环境压力变弱时，原子核内部与外界联系的物质流路径显然是被切断了，原子核缓慢释放物质，自身表现为放射性。但如被中子打击分裂后，原子核内部部分质子、电子以及光子迅速暴露于稀薄的物质空间中，物质流脱离体系的速度突然加快，就可以瞬间形成大量的逃逸的光子流和其他粒子流，于是出现了核爆炸。

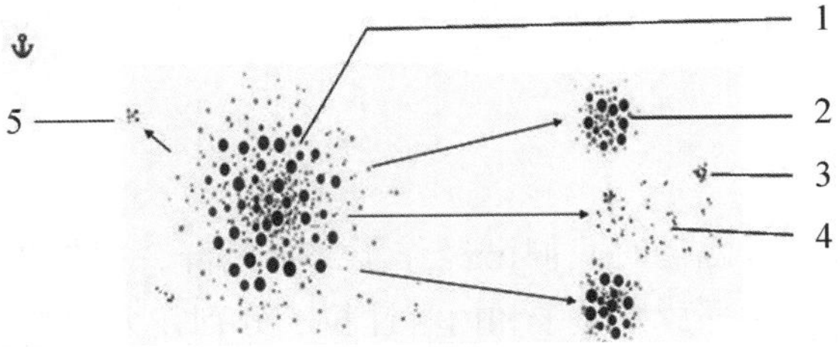

图 3－37　核爆炸示意图

1 表示放射性元素；2 表示核裂变产生的小元素；3 表示核裂变形成的射线，如 α 射线；4 表示核裂变产生的光子和光磁粒子；5 表示反粒子。

二、物质统一模型对“力”的解释

物质统一模型是否正确还要以这一模型对各种力的解释是否合理为判断依据。

从一切皆是物质的观点来看，微观物质的运动在形式上表现为宏观“力”的现象；反过来说，宏观上的力都是微观物质流动的结果。要形成运动就必须具有物质的密度差，运动产生物质密度差，密度差又产生运动，这是一个相辅相成的过程，也是概念上的循环。没有运动就没有宏观和微观上的物质个体。

从宇宙的运动方式上看，只有螺旋运动才是一切运动方式的根本，因此，将上述特点结合起来就可以形成一个概念，运动是物质的必然属性。这或许是物质在“真空”中趋于零的表现，或许仍是在某一平衡面出现性质相反的均等体的根本。但是物质在空间中的状态绝对不可能为零，无论我们用何种方法制造“真空”状态，空间都是由微小的粒子堆砌而成的，仅仅是粒子更小，大物质个体更稀薄而已。

只有螺旋运动才可能产生相对固定的空间中的物质形态，这种物质形态的运动可以组成更大的物质形态，在局部表现为相对空间位移，人类可见的宏观运动是其微小的局部，其中的大物质个体随微小个体移动或被微小物质流推移，当产生于两物质之间时就表现为力，它包括以下各种力：

（一）磁力

在上面解释磁场时我们已经作了部分阐释，即作为中性物质，光子内部的小型外放性粒子和内收性粒子分别在大型外放性粒子和内收性粒子，即电子和质子的作用下而分离。这些组成光子的外放性和内收性亚粒子比电子和质子小得多。它们在大型原子（如铁原子）中多个质子和电子的合力作用下可以有序地从原子的两极发散出去或在与其他原子的“合力”作用下从特定的方向发出。由于这两种粒子具有相互吸引性，磁力线使得这两种小型粒子作相向运动，从而形成磁场。磁场由磁力线组成，而磁力线是粒子运行的路径。

从图 3 -20 至图 3 -22 三个图像中，我们已经可以看出粒子的运行路径了。物质的运行是整体的，涵盖了整个宇宙物质层面的运动。这些物质的流动处于不断的循环当中，而磁场就是这一体系的一部分，我们监测的仅仅是这一部分。磁力是物质流动时的一种宏观现象，磁铁的 N 极和 S 极相互吸引的过程就是相互靠近的过程。由于两磁铁的物质流可以相互进入对方体内，在这个过程中物质流是通畅的，而在物质的移动过程中形成的物质流却犹如大雁飞行那样，后面的磁力线粒子很容易跟随前面的粒子向同一个方向移动。由于两磁铁内部发出的粒子均跟随前面的粒子进入对方的磁铁内，所以造成了物质的不平衡；外侧端发射出去的粒子轨道弯曲度明显增大，导致粒子流速减慢、物质堆积，造成了物质分布不平衡，在空间物质压力的作用下磁铁靠近，宏观上就表现为磁力。

（二）引力

引力是在物质结构中的原子运转使原子周边的超小粒子“融合”为光磁粒子，并散发出去的过程中产生的。由于周边的后续超小粒子继续进入物体，便导致了引力的发生。两种具有相似能力的物体接近时，由于它们都可以使超小粒子转化为光磁粒子，从而都吸引了周边大量的超小粒子，犹如超小粒子漩涡，两者容易靠近，甚至融合在一起。这些进去物体的超小粒子显然远远小于光子，其大小可能达到了光子的 10^{-30} 级别。这种超小粒子的“吸纳”以及由于吸纳产生的相互靠近的现象就是我们所谓的“引力”。所吸纳的物质不仅包含光子等中性物质；更包含比形成磁场的，也是组成光子的两种亚粒子，这是比光子小得多的粒子；同样，还包含比亚粒子小得多的超亚粒子。引力如水流一样，它是各层粒子共同作用的结果。这种微小粒子流不仅载着由各种元素组成的物体，也载着电子和质子，使其朝着自身流动的方向流转运行。详见彩图 18。

由彩图 18 可知，引力是由组成光磁粒子的极微小的粒子运行而形成的，它既是微物质流的载体效应的结果，又是微粒子与物体粒子之间相互环绕后产生的缠带效应的结果。

引力是物质内纳时的表层现象。地球的赤道附近原本为物质外放能力最强的地方，但由于磁场和自转的存在，物质的中性粒子和中性物质在赤道膨出，被磁场粒子牵引，反而容易偏向南北极，所以两极引力略强。我们所知的物体的重力是微物质流纳入地球内部过程中，物体被承载，随物质流朝向地心方向运动，形成宏观概念上的力，这就是引力（其是一种表象）。从以上可以看出，地球上引力的分布比标准的统一模式更为复杂。

（三）强力和弱力

当两种体系的粒子磁场极性相反而相对结合，并且距离足够近时，如彩图 19 所示，其外周“场”就会结合在一起，形成物质流最为强大的区域，也就是流速最快、流量最多的区域。在这些区域中，物质体系的相互趋向性很强，这使得相对的两个粒子结合得很紧密，需要很强的外力才能将两者分开，这就是强力，它们不能融合的原因在本书中也有解释。此外，粒子的自旋越快，物质交换也就越快，作用力也就越强，彩图 19 中两个粒子的相对位置区域和外周都可以形成“力量”的物质流，这就是强力的表现。当强力成立后，弱力就更好理解了，弱力表现在物质流联系较少的粒子之间，如彩图 20 所示。

弱力的概念源于弱物质流联系所产生的作用力，它涵盖了许多粒子间的微小力量。弱力和强力之间没有明确的分界线。

针对以上对力的讨论作出总结：

通过以上对大自然各种“力”的解释和物理实验上的证据，我们可以得到一种新的物质概念，以一种统一的方式来理解宇宙。通过这种方式，我们可以了解到人类自身物质的概念始于对物体的宏观认识。这种限制于大气层下眼前的宏观概念可能让我们对如何进一步研究宇宙产生误区，因为宏观局限的知识体系必然要求形成标准化的逻辑方式，这就是数学产生和发展的根本原因。而宏观物体是由微观粒子和微观体系组成的，微观体系是由更微观的体系组成的，并且各种物质形式是运动变化的，尽管这脱离了我们现有的认识层面，但是现实中我们仍然以宏观概念来进行物质的描述。例如，我们将电子和质子描绘成球形个体，并且每个都是相同大小的。这种概念至少是受到大多数人的认可的，但这种概念是约束我们的思维方式的，也是形成与“力”有关的人类思维概念的原因。

宇宙中任何相对独立的个体，如星系、星球、粒子，都是一种物质运动体系，这种物质运动体系是由一系列从小到大的物质运动体系组成的，宇宙的形成也与此相关。这样，在微观上，我们可以将物质的概念不断地微小化，不断地将物质的概念引向小、更小、再小的体系之中，就像我们不断地发现更小的粒子一样；而在宏观上，我们也可以将物质的概念引向大、更大、再大的范畴，就像近来天文学家所发现的，遥远的星系好像是在跟随河流运动一样，星系可能组成了一个巨大的结构。这样的物质概念同样也可以解释黑洞的结构、生命等问题。但宇宙的始发运动是从哪里开始的，这个问题我们无法回答。

三、科学前瞻

对上述外放性粒子和内收性粒子是宇宙基本构成的理论特点进行总结，并用各种我们已知的自然现象和物理实验结果进行验证，验证结果显示我们的理论可以完美地解释相关的实验现象，这种解释过程也符合逻辑学理论，也似乎更接近宇宙的本质属性。现代物理学对物质解释方式的欠缺犹如第一章所阐述的那样，在此前的物理研究过程中被我们忽略了。由此可以这样认为，这种“一基两系理论”基本可以用来解释现实的宇宙，至少它比弦理论更加适合解释宇宙。

由上述理论可以推导出一些人类未知的自然科学现象：

（一）质子的结构

质子目前被认为是由三个部分组成的复合体，由两个上夸克、一个下夸克通过胶子连接组成。此前有学者作过一个假设，认为粒子堆积可以形成这样的结构，但是我们还可以有另一种解释：

质子的复合结构是通过实验观测到的，这是一种实验影像。按照上述粒子模型，质子即使只是一个粒子也可以形成相同的实验室结果。值得注意的是，在这种体系中，在质子仅仅为一个粒子的前提下，高速电子的打击也可以形成一组粒子影像，这组粒子影像可能就是我们所称的两个上夸克、一个下夸克和胶子了，如彩图 21 所示。但是否真的如此还需科学家们的探索证实。

（二）黑洞

根据以上理论，黑洞是位于星系中央的黑色区域，它仅仅是一个星系的物质流动和交换中心，而不是一种天体。在垂直于星系盘面的中心线上，盘面两侧不同性质的粒子的对流犹如磁场中 N 极和 S 极粒子之间的对流，犹如彩图 6，中间区域就如黑洞，光线会离解为光磁粒子，从而“消失”。中心线周围都是极小粒子形成的螺旋线条，它们的速度极快，可以推测多数粒子的速度远大于光速。黑洞周边的恒星在两极区域吸纳这种极小的单型粒子，最终在其内部组合成更大的复合型粒子，并不断地向外抛撒，然后再被行星所吸纳，使整个星系不断地向外扩张。

黑洞的喷射现象实际上是一种假象。黑洞（星系中心区域）内部物质的流动量非常大，这个区域外的物质以粒子的方式快速进入，在星系的圆盘形成离心性发散，这样会让周边那些不在星系盘内的恒星受到极大的影响。恒星的粒子将会被牵拉吸引，从而使恒星快速消耗。在进入黑洞的过程中，物质流是以螺旋方式进入的，犹如被旋转的头发丝，这就是目前美国航天局所发现的影像。但这种影像并非物质流自身导致的，而是因为黑洞两侧粒子交换流经内向物质流。物质流犹如荧屏，而粒子交换流犹如向外照射的手电筒，我们所看到的是手电筒的光不断向上移而荧屏不断向下拉，于是我们会认为主要物质流在喷射，其实可能刚好相反。又如地球上的极光，从太空上看你会认为是地球在向外抛射发光的物质流吗？黑洞的喷射很可能与地球上极光的发生机制相同。

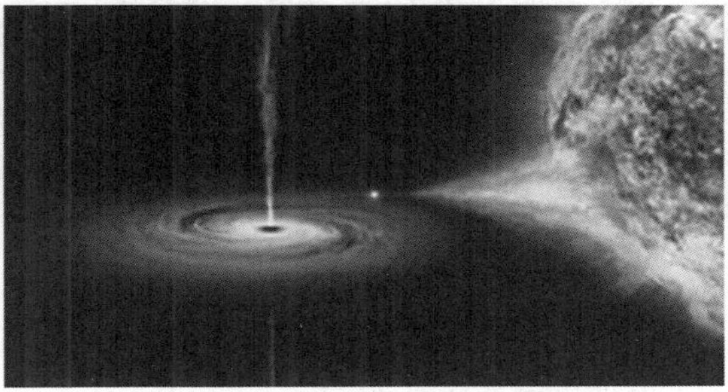

（1）

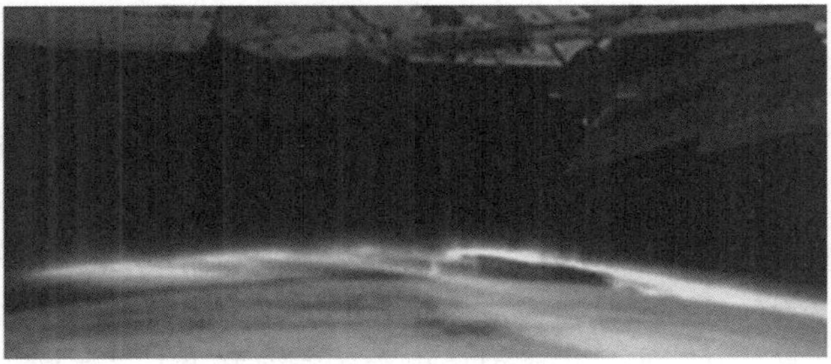

（2）

图 3－38　黑洞喷射的物质流和地球极光

物质流发出的光线是黑洞两侧粒子交换流在物质流原子作用下的反应，如果以这种机制分析，其和极光的产生原理是相同的，都是磁场的光磁粒子在原子核分子的引导下变成光子或光子束的过程。

有没有向外发射的物质流呢？可能有。当星系为一个整体外放性体系时，其中心点将会使周边聚集的粒子通过规定的方式，从两端抛射出去，但这种体系中必须有一个中心球体。

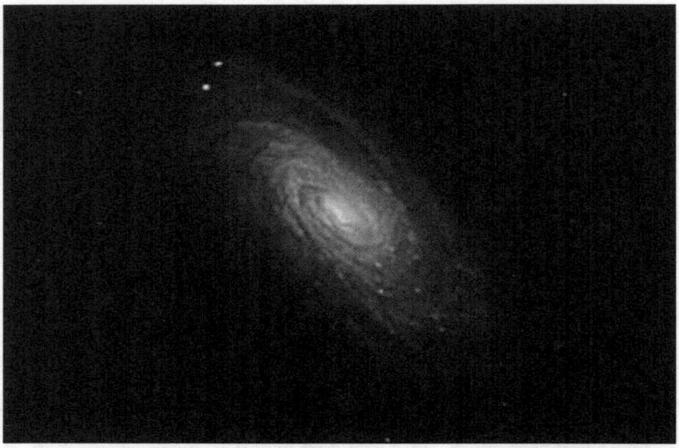

图 3－39　外放性星系（推定）[①]

（三）火山爆发时雷电的形成

为什么火山爆发时会形成雷电目前仍然很难解释，原因在于至今还弄不清楚电子远离火山喷射流是如何形成的，可以明确的是不可能是摩擦生电造成的。根据此前分析我们可以得到一个答案，那就是：在火山爆发前，熔岩被挤压在火山体内，其分子是紧密的，电子和质子之间存在大量的光子或光磁粒子。当熔岩被释放时，分子外部压力解除，位于可游离电子和原子核之间的光子会推动电子远离原子核，从而在火山喷射熔岩流的周围形成电子离散层。当火山喷射流因光子快速逃逸而冷却时，已经逃逸在外的电子来不及回归，就在某些可以通行的地方形成电子流。在这一过程中，当电子和其他原子核碰撞时，两者所携带的光子和光磁粒子会受到挤压和

① 图片来自天之文网站(http://wiki. astron. ac. cn/) 。

融合，释放出光，这种电子通路伴有光和磁场，这种爆发性存在就是闪电，它并不是“摩擦生电”所造成的，“摩擦生电”的本质是原子间约束的光子或光磁粒子被释放出来。

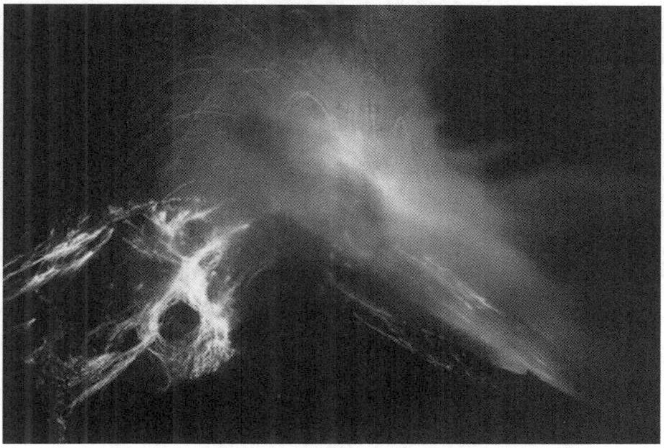

图3－40　火山喷发的熔岩[①]

由于外环境的挤压，分子的外层电子与质子之间存储的大量光磁粒子被挤压在一起，见彩图22。

熔岩流喷出火山后，熔岩流核外电子被两者之间的光磁粒子携带并远离原子熔岩核，如彩图23所示。

火山闪电的发生原理图如彩图24所示。

在火山喷发流外，电子和外周光磁粒子的外放性粒子与原子核和核外光磁粒子的内收性粒子相遇，形成光子和电子液，即为闪电。从图3－41可以看出火山的闪电可以被冷却的火山灰和喷射物所吸收。但有时候火山喷射物冷却较慢，这时闪电可能出现击穿空气射到地表的情况。

① 图片来源于美国国家地理网。

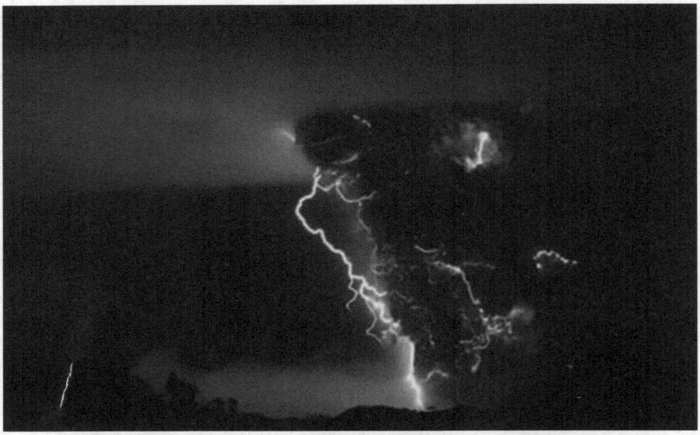

图 3－41　火山喷发的闪电[①]

① 图片来源于环球在线。

第四章　生命和医学问题

一、生命形成再解析——经络是人体的必备系统

（一）生物体是物质体系

生物的形成始终是一个谜，总是值得人们去探讨。从理论上说，生物的形成必然和自身环境有极大的关联。这种关联对形成物种以及生物自主性的重要意义是我们要认真考虑的问题。

众所周知，生物具有自主性和目的性，但这种自主性和目的性确实难以解释，以至于一些人相信生物是上帝所创造的。虽然这种观点不是科学界的共识，但低等生物到人的发展过程是怎样的呢？生物意识又是如何构造的？这些都还无法解释。

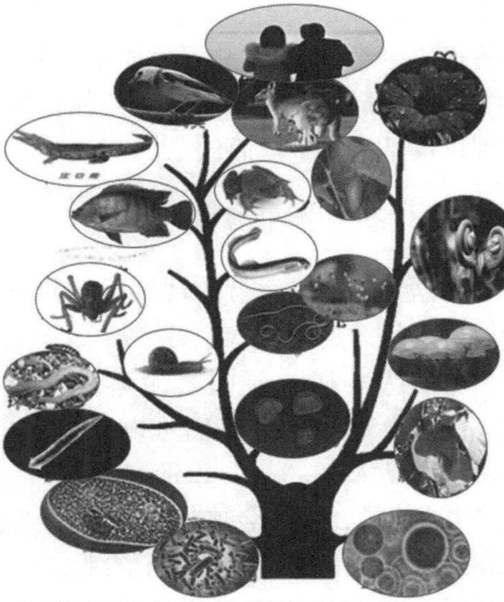

图 4－1　生物的进化

从本章的讨论中我们可以得出任何生物的构成都不可能逃离物质的运行规则。小到分

子、病毒，大到人、象、鲸鱼，都应该符合物质的运行规则，这也就是下面所要讨论的问题。

（二）物质总体运行规则

物质运行的标准模式如彩图 25 所示，这是一个粒子间相互联系的有机体系，这个系统有原子核、质子、电子、光磁粒子和更多更小的粒子，它们通过更小粒子物质流的形成联系在一起。这种联系当然也不能隔绝模式图之外的粒子的影响，实际上这是物质运行的总体规则。

从彩图 25 中可以看出：分子可分为电子、光磁粒子（光子）和质子三层。实际上分子还包含更多更小的粒子，但三层结构足以让我们理解大多数问题。需要说明的是：被光磁粒子中的一种亚粒子（外放性粒子）环绕的电子处于最外层，围绕它的光磁粒子可以超出它的范围，但是以电子为主；中层为光磁粒子，两种粒子相互吸引、相互环绕又相互支撑，导致电子和质子被隔离；最内层是质子，由于原子核中子和质子交互构成了一个框架，电子在其间穿行，原子核内的质子像一个个孤岛。电子和质子外围都被光磁粒子包裹。

从运动形式上说，生命和其他任何物质的运动形式是相同的，区别仅仅是组成不同而已。

（三）基因中的物质转运

根据上述物质运行的规则可以推导出生物细胞 DNA、RNA 和蛋白质之间的关系，产生另一种关于遗传分子运动的观点。

目前认为 DNA 通过转录形成 RNA，RNA 通过翻译形成蛋白质。按照上述理论，我们可以对三者的行为进行进一步的解释：DNA 犹如大型的“一”字形“港口”，RNA 犹如“船”，蛋白质犹如“货柜箱”，最终会被分散成各种“小包装盒”——氨基酸。而真正的货物呢？其可能是光子的亚粒子，也就是光磁粒子；也可能是质子和电子，或者是它们的结合体；还有可能是 Na^+、Ca^{2+}、OH^-、Cl^-或者是分子基团等。所有的高分子结构组成了小物质粒子的运行“通道”和“储存罐”，这样就形成了所谓的能量转换，但实际上仅仅是物质的滞留和运动而已，并没有能量的参与。

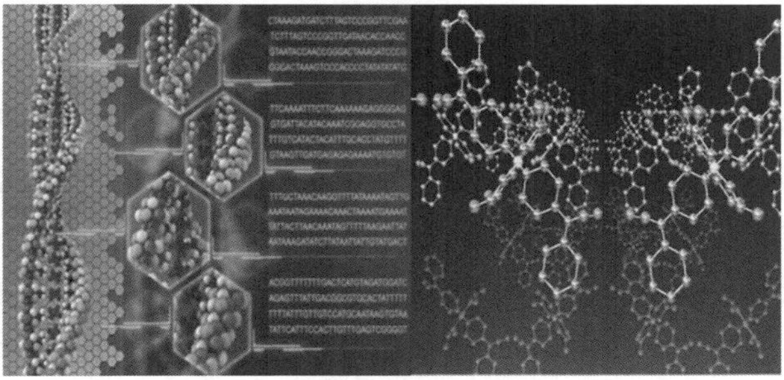

图 4－2　DNA 和分子环组成的通道①

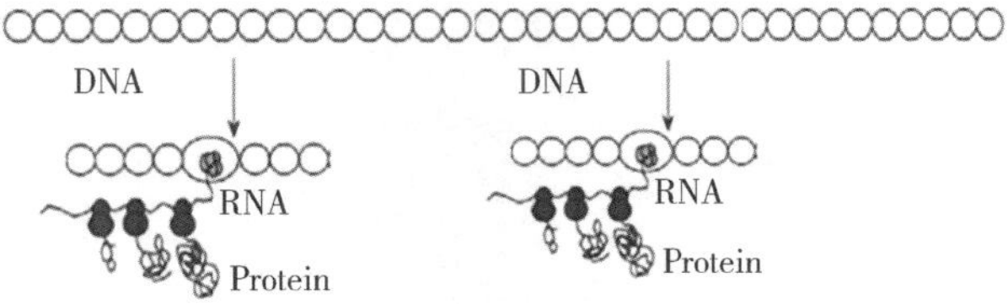

图 4－3　基因的转录和翻译

（四）人体结构与物质结构的关系

我们知道人体有循环系统、消化系统、运动系统、神经系统等八大系统，但是人体如何形成一个有机的整体仍然是没有解决的问题。按照上述理论，分子的外层有活跃的电子、光子、光磁粒子，内部有不太活跃的由原子核组成的分子团。如果将我们已知的结构系统与其对应，那么我们可以发现：消化系统获得了由大分子组成的“集装箱”式的结构分子体系，经过肠道吸收后，血管负责继续运输这些“集装箱”或者变小的“存储罐”。呼吸系统将氧分子运

① 图 4－2 来自 http://news.cnblogs.com/，图 4－3 来自 http://tooopen.com/。

入血管体系，氧分子也是其中一种小的“存储罐”，血管让“集装箱”或“存储罐”进入细胞，运动系统将其消耗、拆分、组装、再装箱，在这一过程中产生的能量会推动电子、质子、离子和分子的运动，相对多的光磁粒子外溢就形成了体温。因此，血管组成的循环系统是原子核、可以活动的电子以及光子三者组成的货物运输路径。我们已知神经系统是以电子传导为主导的纤维体系，这个体系中的流动物质是由电子和光子组成的货物。各种神经递质分泌都是以运输电子和光磁粒子为目的的。那单纯用以运输光子或光磁粒子，即“货运体系”在哪里呢？关于这个问题我们暂时没有任何现代概念上的阐述，但是中国古代医学中的经络说恰恰符合以上描述。

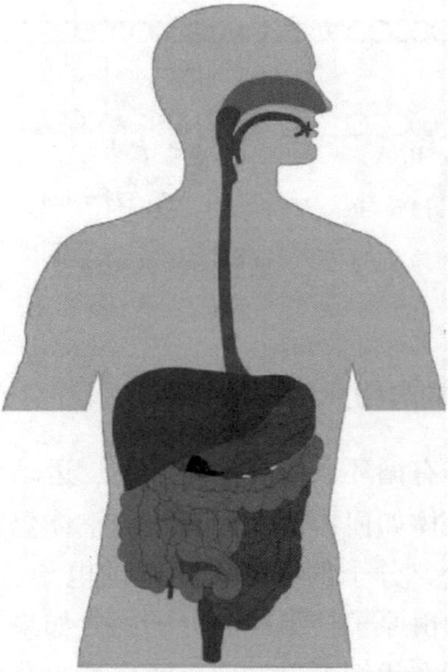

图 4－4　人类的消化系统

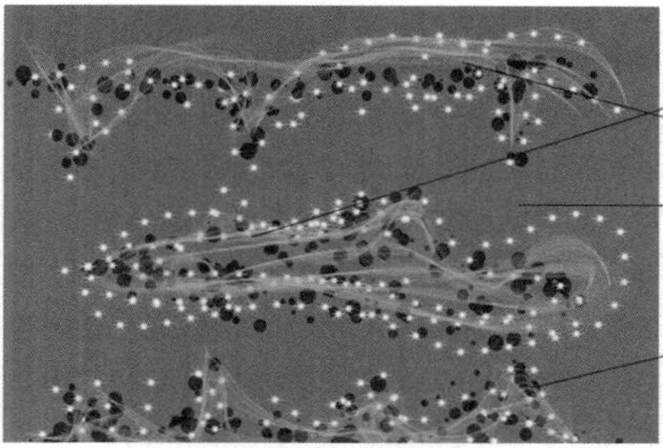

图 4－5　消化系统的分子模式图

消化系统是外来原子—电子—光磁粒子复合物转化为内部原子—电子—光磁粒子复合物的场所。在消化过程中，部分食物中的大分子变成可以被吸收的小分子而释放能量，而肠道细菌正好可以吸收这一部分能量，这就是临床医学中肠道菌群失调会导致严重后果的原因。

1 表示进入消化道的食物大分子；2 表示肠腔壁；3 表示肠腔；4 表示肠道皱褶分子。

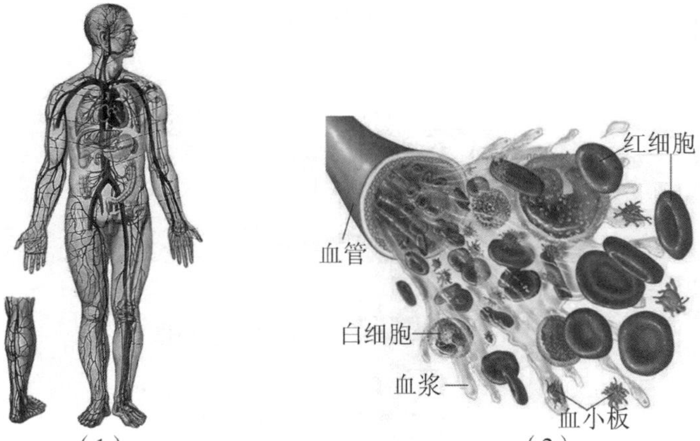

图 4－6　人体循环系统[①]

① 图片来自 http://www.xuekang.net。

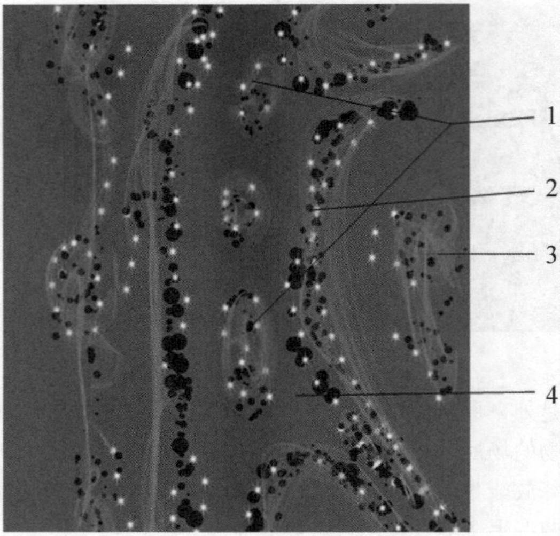

图 4－7　循环系统血管内分子模式示意图

循环系统是原子—电子—光磁粒子复合物的运输场所。

1 表示血管内大分子；2 表示血管壁分子；3 表示组织细胞分子；4 表示血管腔。

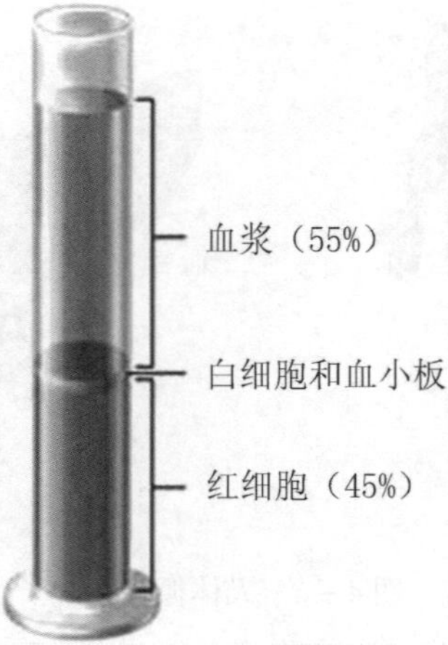

图 4－8　血液成分

血液中的血浆就是电子—光磁粒子复合物，而白细胞和红细胞也是为其服务的，它们都是物质循环的一个环节。

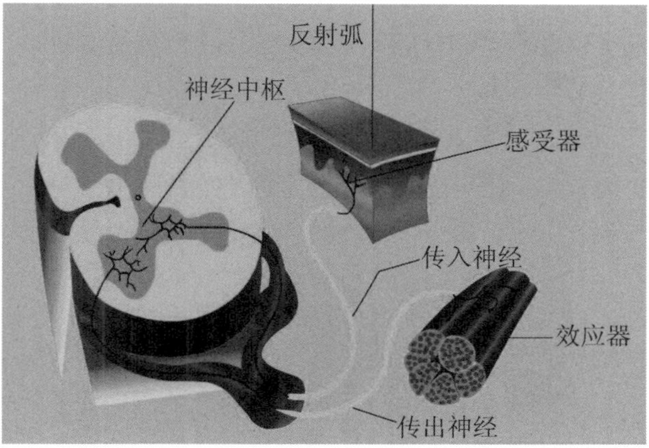

图 4－9　反射弧的效应器

肌肉是血管中原子—电子—光磁粒子复合物游离出光磁粒子并使电子流动的场所。

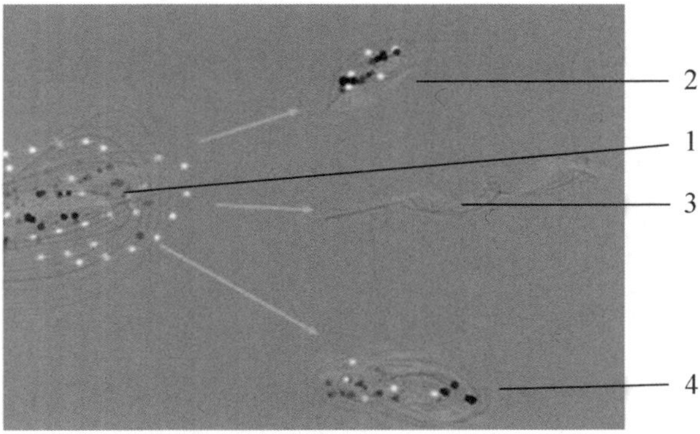

图 4－10　肌肉的分子本质示意图

大分子在酶和其他分子的作用下分解为小分子，释放能量或磁力线，导致其他分子空间结构变形和位移，伴随体温上升和电子流动。

1 表示进入细胞的大分子；2 表示细胞排泄或分泌的小分子（相对而言）；3 表示释放或吸收的光磁粒子（能量）；4 表示构建细胞的分子。

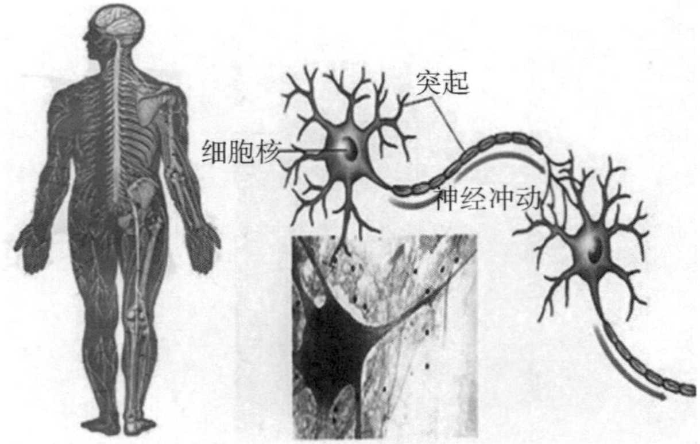

图 4-11　神经系统[①]

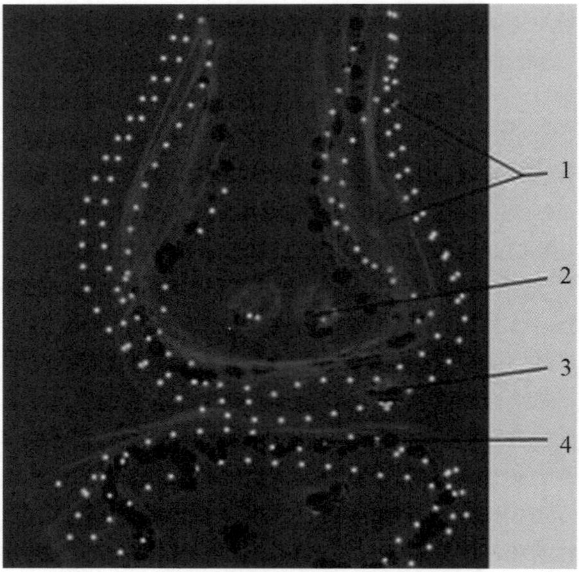

图 4-12　神经系统是电子和光磁粒子共同运行的通路

1 表示神经接头表面光磁粒子和电子的定向流动；2 表示接头内分子；3 表示神经接头与组织细胞分子交换后的产物（分子）；4 表示组织细胞局部（终板）。

① 图片来自 http://tupian. baike. com。

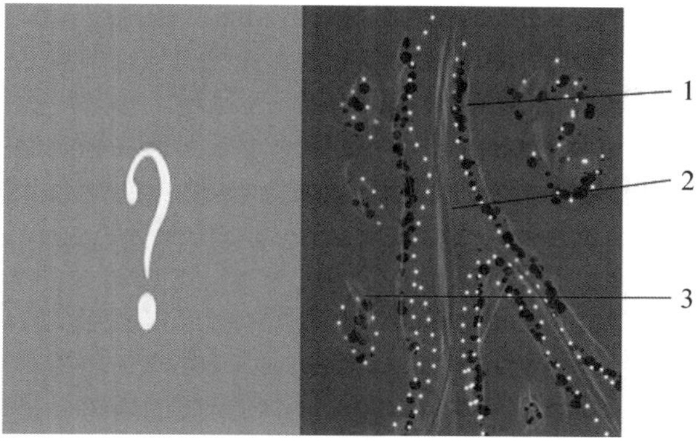

图 4－13　纯光磁粒子运行通路的疑问

1 表示光磁粒子通路上的原子（光磁粒子载体）；2 表示光磁粒子的运行通路（可能为单向）；3 表示通路外分子。

（五）经络体系是生命体系的必备系统

由于电子的运动只有在光磁粒子运动的基础上才能实现，所以人体内不可能存在单独运行的电子，必然存在纯光磁粒子的运行通路，但它在哪里呢？

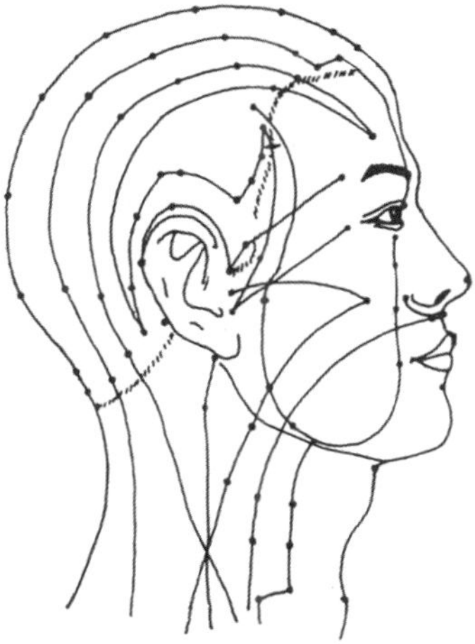

图 4－14　人体的经络

光磁粒子的运行体系不就是中国古代的经络体系吗？这种经络体系在人体试验中可以得到印证，却无法在解剖学上得到证实，这对现代科学来说也一直是个谜。但是如果它与光磁粒子对应，那就可以解释为什么我们在解剖学上不能找到它们，为什么此前的理论难以解释。原因很简单，因为它们实在太小，光学显微镜根本无法观测到它们，即便是电子显微镜也不能。光磁粒子的运动速度太快，目视或一般仪器难以观测；而且它们的载体也太小，这种载体极可能是分子之间或高分子内部由分子环组成的通道。例如，DNA内部嘧啶环、咪唑环或嘌呤环层叠组成的分子内部通道，有可能是分子凹槽连接而成的；又如 DNA 的外侧双螺旋凹槽，它们都远远小于高倍光学显微镜或电子显微镜下的毛细血管，当然更不像神经和大血管结构那样大，可以直接观测。

通过以上研究我们可以得到这样的启示：不同的身体器官，如肝、脾等，都仅仅是在处理一定结构或特定性质的物质流时所形成的，整个肢体由针对不同物质结构的器官组成一个完整的体系。

二、医学机理和药物有效性的重新解释

（一）微生物和抗生素

微生物是难以用肉眼观察到的一切微小生物之统称。微生物包括细菌、病毒、真菌和少数藻类等。有些微生物是肉眼可以看见的，像属于真菌的蘑菇、灵芝等。病毒是一类由核酸和蛋白质等少数几种成分组成的“非细胞生物”，但是它的生存必须依赖于活细胞。根据不同的生存环境，它分为原核微生物、空间微生物、真菌微生物、酵母微生物、海洋微生物等。

对抗它们生存的抗生素呢？抗生素不仅能杀灭细菌，而且对霉

菌、支原体、衣原体、螺旋体、立克次氏体等其他致病微生物有良好的抑制和杀灭作用。抗生素是在某些微生物生长繁殖过程中产生的一种物质，用于治病的抗生素除了可以直接提取外，还可以完全是人工合成的或部分人工合成的。通俗地讲，抗生素就是用于治疗各种非病毒感染的药物。但是在现在的临床使用中滥用抗生素已经出现了许多副作用。

细菌、病毒和真菌都是较为完整的物质体系。从物质运行的阶段看，一个微小生物的生命周期是一部分物质运行的特定阶段，产生前是物质的，产生后也是物质的。因此这些生命仅仅是物质曾经停留并且组成了一个特殊体系的时期，是一个物质流动系统。

基于此，抗生素的使用阻断了微生物内部或者表面物质的运行，从而导致微生物内部的物质流受到了阻碍，甚至导致系统性崩溃。崩溃表示细菌已经被杀死，但如果细菌可以“忍受”呢？那就会适应，从而产生耐药性。这就产生了一个概念——耐药性。耐药性是微生物的本能之一，只要没有产生系统性崩溃，微生物可以借助抗生素的化学结构在其体内重新建立起一条全新的物质流动渠道。这种物质流动渠道也将改变整个微生物内部的结构方式。这种方式常常被人们称为细菌“突变”，其结果称为“耐药”。

可以预见：如果抗生素部分分子结构与所流入的微生物内部的某些分子结构相似或相同，那么微生物就容易产生耐药性，不同细菌的耐药方式是基本相同的；抗生素和耐药性细菌之间将达到某种“平行状态”，即维持抗生素的使用频率和耐药性细菌数量之间的“平行关系”，除非细菌的原有生活环境中存在与药物分子结构相同或相似的分子，形成了天然耐药的状态，否则，一定的药物使用频率才能维持细菌耐受该药的性状和结构。这是临床医疗需要重视的问题。

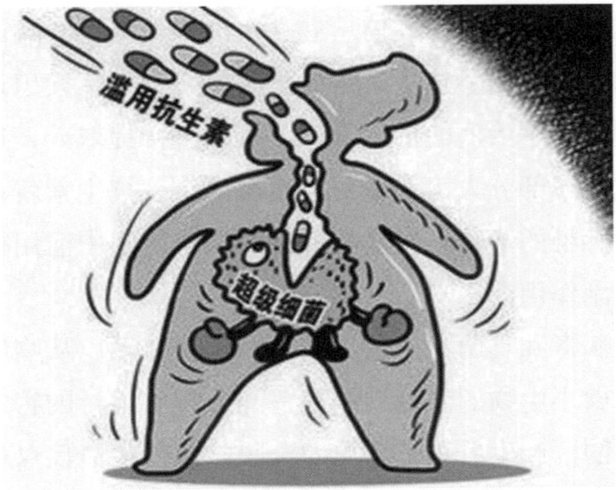

图 4－15　被抗生素养成的超级细菌[①]

（二）过敏和抗过敏治疗

过敏是有机体对某些药物或外界刺激的感受不正常提高的现象，简单地说就是对某种物质过于敏感，以至于产生不适。当你吃下、摸到或吸入某种物质的时候，身体会反应过度，导致产生这种反应的物质就是所谓的“过敏源”。在正常的情况下，身体会制造抗体，用来保护身体不受疾病的侵害；但过敏者的身体会将正常无害的物质误认为是有害的东西，从而产生抗体。

常用抗过敏药物有三类：

（1）抗组胺药：组胺是发生过敏反应时释放的致敏物质。组胺可与组胺 1 型受体结合产生一系列过敏反应，如与组胺 2 型受体结合，则可引起胃酸分泌增加。而抗组胺药主要是组胺 1 型受体拮抗剂，如苯海拉明、氯苯那敏（扑尔敏）、异丙嗪（非那根）等，它们能与组胺竞争致敏细胞上的组胺 1 型受体，使组胺不能与其结合产生过敏反应。

---

① 图片来自网站 http://www.zsnews.cn。

（2）过敏反应介质阻释剂：此类药物能稳定致敏细胞膜，阻止多种过敏反应介质如5－羟色胺、缓激肽等的产生。常用药物是色甘酸钠、酮替芬。

（3）其他药物：如属于糖皮质激素的氢化可的松、曲安奈德（又称去炎舒松或去炎松－A）等，它们具有抑制免疫反应的作用，故可缓解过敏反应症状。作为非处方药，皮质激素类药物仅供外用，主要适用于过敏性皮炎、脂溢性皮炎以及瘙痒症等。这类药物不应长期使用。

从上可知：过敏是比较常见的。药物过敏是临床常见的一类疾病，过敏会导致皮肤局部性水肿，皮肤表面发红。根据以上理论，异常分子被局部肢体细胞吸取后，造成了肢体物质流通道的异常改变，有些物质流通道被堵塞或被挤压，变得不通畅，造成细胞某些分子、离子或粒子的潴留，引发水肿。同样，水肿压迫造成毛细血管局部不通畅，导致光磁粒子的运动路径阻塞，使光磁粒子外溢形成热量，这也是毛细血管扩张的原因之一，同样可造成皮肤局部红肿热痛。

抗过敏治疗就是通过其他药物在细胞内的某一或某些部位建立起物质的其他流通渠道，使过敏部位的物质分子或粒子通过这些渠道进入其他物质流路径，从而消除水肿和局部发热。阻止5－羟色胺、缓激肽释放的前提是建立另外的物质流通道。

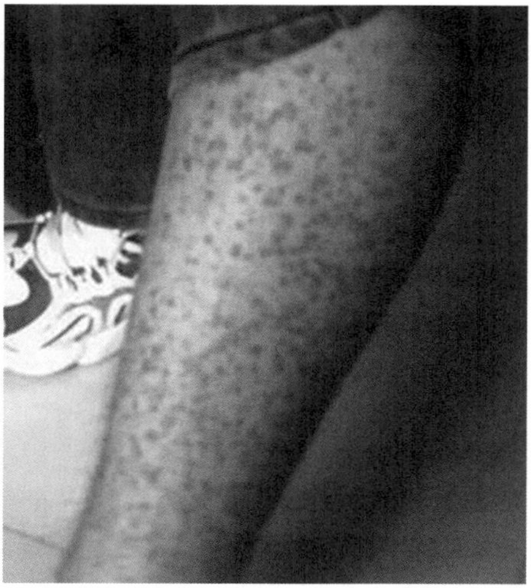

图4－16　皮肤过敏

（三）镇痛药

关于镇痛药的原理，目
前资料认为：中枢内存在吗啡受体与内啡肽能神经元，通过吗啡样物质的信息传递作用，将二者联系在一起，共同组成体内的“抗痛系统”，维持正常痛阈，行使生理性抗痛机能。吗啡等镇痛药，可以作为吗啡受体的激动剂，激动该受体，通过多种环节，增加脑内抗痛系统的功能，提高痛阈，减弱机体对内外环境刺激的感受，从而起到镇痛作用。

临床应用的镇痛药主要有阿片生物碱类、人工合成类镇痛药和镇痛中草药。

中医有一句话，那就是“不通则痛，痛则不通”，这是很有道理的一句话。物质分子的聚集导致局部物质膨胀，使电子甚至是质子等小颗粒粒子的运行受到了限制，导致疼痛产生。镇痛药物通过建立其他路径促进物质流动，从而缓解疼痛。

疼痛是因为原有物质流动渠道受挤压或者被破坏后造成通道分子本身或其引导的物质流中断，导致局部物质聚集而产生的。肿瘤引发的主要是压迫性疼痛，细菌引发的主要是破坏性疼痛，当然也有由水肿引发的压迫性疼痛。本质上，它们都是相同的原因导致的。

（四）肿瘤和化疗

肿瘤是机体在各种致癌因素作用下，局部组织的某一个细胞在基因水平上失去对其生长的正常调控，导致其克隆性异常增生而形成病变。学界一般将肿瘤分为良性和恶性两大类。

肉眼观察到的肿瘤形态多种多样，并可在一定程度上反映肿瘤的性质。近年来，恶性肿瘤的治疗手段不断发展，出现了许多新方法。但是无论是放疗、化疗还是手术，治疗效果都是有限的。

肿瘤是一种特殊疾病，如果按照上述理论分析，其原因解释就有所不同。可以这样说，肿瘤是基因中的物质流路径的完整性被破坏的结果。基因物质流路径的“损坏”表现为基因中分子环形成成的管道被破坏形成异常“管道”或者由于异常分子基团的嫁接，导致基因的形态变异，从形式上看表现为异常 DNA 片段的形成，或者出现多个相同基因片段聚集在一起等现象。这也可能是由于外周分子引入 DNA 的电子或者其他粒子的信号不一样，所激活的 DNA 节段不一样。当局部“信号”潴留过多时，相同频率的光磁粒子滞留会导致电子失去位置，形成异常通路。这也是因为 DNA 相应节段相对数量不足，也就是相应部位流出路径少。如果相应部位被引导入 DNA 的信号不同，DNA 的分子结构也可能被改变，这也很可能是癌症 DNA 特异位点变异的原因。在这一过程中，这些组成信号的粒子数或分子数过多，就会外溢出 DNA 通道，使外部分子重新组成另外的 DNA 结构，并组成另外的通道来疏通它们的物质压力，这就是肿瘤生成的原因。

显然，这种变化是建立在正常组织的物质流动基础之上的，多数并非我们认为的传统概念上的病理过程，它与自身粒子的流动有关，也与身体接收到的粒子量有关，与饮食有关。

化疗并非真正意义上的靶点治疗，肿瘤也不可能进行靶点治疗。放疗和化疗一样都是针对肿瘤细胞内部物质流实施的外界干扰，其间必然导致正常细胞受到影响。而手术治疗会导致肢体局部物质流的中断，且术后肢体会再延伸原有异常物质流通道，因此肿瘤多有可能术后复发。

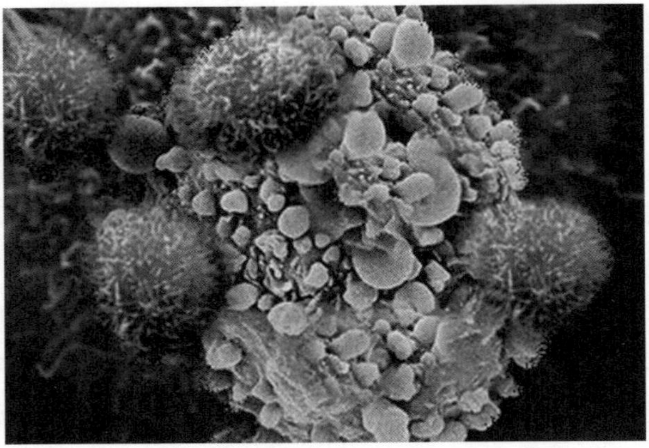

图4－17　癌细胞

（五）脓毒症

脓毒症是指由感染引起的全身炎症反应综合征，临床上证实有细菌存在或有高度可疑感染灶。脓毒症是由感染引起的，一旦发生，其发展遵循其自身的病理过程和规律，故从本质上讲脓毒症是机体对感染性因素的反应。

脓毒症常常发生在患有严重疾病的患者中，尤其是发生在 ICU 患者中，如严重烧伤、多发伤、外科手术后和重症肺炎等患者。脓毒症也常见于有慢性疾病的患者，如糖尿病、慢性阻塞性支气管、白血病、再生障碍型贫血和尿路结石患者。

现阶段脓毒症的根本发病机制尚未明了，目前认为脓毒症涉及复杂的全身炎症网络效应、基因多态性、免疫功能障碍、凝血功能异常、组织损伤以及宿主对不同感染病原微生物及其毒素的异常反应等多个方面，与机体多系统、多器官病理生理改变密切相关，但脓毒症的发病机制仍需进一步阐明。

按照以上理论，脓毒症的发生原因或许更为简单明了。各种疾病导致肢体局部或整体细胞被破坏，例如：细菌引发的局部炎症，细胞被破坏后会导致细胞所在位置的物质流受到阻碍，原子以下的物质流外溢，被周围小分子所吸纳，继而结合为异常小分子或者大分子，进入血液或淋巴液后，通过其运输到达身体的其他部位，引发身体其他部位的物质能量运行障碍，这就是脓毒症。这些“异常分子”就包含了那些增多的C反应白蛋白、炎症介质、各种中分子和小分子毒素等。

从以上五个方面看，我们的解释似乎比现代医学更为具体、更为统一。这种理论的构造是从整体开始的，统一了全身各处的物质交流，综合并深入解释了新陈代谢、物质的交换以及肢体和药物治疗之间的关系。这也许是我们重新解释和解决现有医学问题的手段和方法。

第五章　讨论和总结

一、理论缺陷

作为一个重新解释这个世界的理论，受笔者能力所限，该理论也存在一定的缺陷，这些缺陷包括：

（1）是否有宇宙的形体结构以外的物质存在？有没有最小的形态粒子？本书无法给出解释。

（2）没有将物质形态的堆积形式按数学方式进行理解。例如，地球中心点粒子结构如何将引力粒子聚合为磁场粒子抛射出来？

（3）缺乏更进一步的实验检验结果支持，如高频交流电对光衍射的干扰。

（4）对元素的重新阐述，其结构方式的数学理解没有形成。

（5）组成物质的质子、电子、N 极和 S 极磁场粒子的归类问题还需要进一步探讨。它们是 A 型内收性粒子还是 B 型外放性粒子？这需要实验验证结果的补充。

（6）被地球抛射的磁场 A、B 型粒子是怎么发出的有待进一步探讨，是中心单个粒子的外周引发的亚粒子发散形成的，还是一个完整物质流动环节的结果？笔者还给不出答案。

二、宇宙的新概念

本书从自然到生命，由生命再到医学，形成了一个容易理解的

“自然—生命—医学”的认知链条。在阐述这一链条时，我们设想了一个与众不同的理解方式——“一基两系理论”，它是质疑西方文明完善性的结果。没有质疑的力量，人类将没有进步。

本书对物质概念的设想或许仍需要完善，还无法回答传统意义下的最小粒子到底是什么，还不能回答物质边缘的粒子大小情况，也不能回答运动是否是因为宇宙的扩张而产生的，更不能回答真正空无一物的空间是否存在。这些问题既是哲学问题，更是科学问题。

本书强调的并非现代文明究竟有多么大的失误，因为在现有的知识结构中，我们得出的很多科学结论和研究方法大体上可视为正确的。但是本书的宗旨在于发现和试图打开另一个视角，以不同的观点来解释这个世界，尤其是解释那些难以触及的世界。

没有螺旋运动就没有物质存在，就没有物质形态。“一基两系理论”可以用来研究物质的构形。虽然可能受到质疑，但这种理论是可以得到很多印证的。假如有人问，是否存在证明这种理论正确性的实例？答案是有的。在这种理论的推导下，太阳系周边应该存在一个巨大的粒子圈，而这已经被美国宇航局所证实；我们还可以推导出在这个粒子圈的内侧有一个薄片状的尘埃环，在尘埃环的外部两侧上方存在一个气体圈，其中应该包括一个水雾带圈，这就是彗星诞生的地方，是粒子不断轻量化的结果。当然，后者还有待未来科学发现的进一步证实。也许有人会问这种物质流体系为什么没有被察觉，那是因为组成物质流的微小粒子速度非常快，推测这些粒子的速度多数接近光速，或者快于光速，我们利用现有的手段是很难观测到它们的。

本书推导的宇宙是纯粹的，它并没有现代物理学参数，却能解释这些物理参数：

它没有时间概念，时间仅仅是人类歪曲空间物质运动的反应。

它没有空间概念，所谓空间仅仅是物质堆积的结果。宇宙中没有一个抽象的、特定的、固定的三维空间来储存物质，空间是由物质形态不断叠加而成的，无论是如何形成的真空，其组成都是如此，其间充满粒子等物质形态。

它没有质量概念，所谓质量是物质形态在相应环境下的数值概念。

它没有速度概念，速度是相对的，是人类自身为了描述物质运动的产物。在宇宙中无法对一个运动的物体选择一个特定的标准。

它没有电荷概念，电荷是物质运动某一次层面运动形态的产物。

它没有力的概念，力是物质流动的结果，是某一物质形态随其他物质形态流移动和变化产生“推挤”作用的宏观概念。

据此可知，这是一本推理性的书，某些细节描述目前还不能更具体，但它给我们提供了另一种宇宙观和哲学观来讨论这个世界。在明白某些现象的产生原因之后，你是否还那么坚信“上帝粒子”呢?

同样，如果以上所说成立，我们就可以对以前认识世界的过程进行这样的总结：

我们的宇宙既小又大，既复杂又简单；从宏观上说，宇宙既有光明和黑暗的结合，又有是与非的分离，它包含了我们自己。于是，可以想象，人的形态和思维表现也是这种宇宙形式所赋予的结果。基于以上描述，我们对人体认识更加系统化，对生命的理解更为通透，对医学本质的阐述更为明确，对症状和体征的理解更为深入。

三、人类认识过程的总结

从文明的发展看，我们对宇宙构成的理解是分层次的，犹如以下的层次：

1. 早期，宏观概念期

宏观概念期分为两期：第一期是自我期，这一期是自我利弊意识的早期，是因疼痛和饥饿补偿而形成的弱意识。第二期是标准概念期，这一期是由上一期延伸过来的，是自我利弊意识的外界延伸。这一期将外界景物和疼痛、饥饿补偿等进行了信号的有限叠加，存储在机体内。

2. 中期，视觉物体运动期（自我逻辑早期）

这一期是在找寻食物的活动中，相关事物增加导致的，相似信号影响了机体内部不同物质路径的选择，最终选择哪条物质路径取决于路径的通畅度，最通畅的路径就是机体的活动路径，决定身体的动作方向和特点。动物都具有这一期的特点。

3. 后期，抽象体系期（自我逻辑晚期）

这一期是上一期的发展产物，是建立在抽象基础上的便利的传递符号，是文化的形成期。

4. 末期，宇宙理解期（宇宙整体逻辑期）

对宇宙的理解决定了文明的最高端，这一期是对自身生命的彻底醒悟。但必须强调的是：宇宙理解期必须建立在抽象体系期较为完善的基础上。

当然，人类观察世界的认识层次的逐步提高是一个连续进化发展的过程，层面与层面之间没有明显的界限，人类需要逐步发展。

至此，请允许笔者再重复前言中的那句话："本书所描述的是一个没有时间、没有距离、没有质量的宇宙"，"描述的仅仅是无限的螺旋以及由螺旋层叠后的状况"，它构筑了星系，构筑了星球，构筑了我们眼前的一切，当然也构筑了我们自己"。

参考文献

[1] V. G. Gudelev, G. V. Kulak, A. G. Matveeva, Light Diffraction by Acoustophotorefractive Dynamic Gratings in Raman – Nath Regime, *Journal of Applied Spectroscopy*, 2013, Vol. 80, Issue 1.

[2] Zutong Gong, A Theory of the Photon Structure , *ACTA Photonica Sinica*, 1999, Vol. 28, No. l.

[3] D. Zu, The Classical Structure Mode of Single Photon and Classical Point of View with Regard to Wave – Particle Duality of Photon, *Progress in Electromagnetics Research Letters*, 2008, Vol. 1.

[4] Roland Hott, Reinhold Kleiner, Thomas Wolf, Gertrud Zwicknagl, Superconducting Materials—A Topical Overview, *Frontiers in Superconducting Materials*, 2005.

[5] I. O. Kulik, Theory of the Tunnel Effect in a Superconductor, *Soviet Physics Journal*, 1967, Vol. 10, Issue 2.

[6] L. M. Fisher, N. V. Il'yn, I. F. Voloshin, YBCO Superconductor Susceptibility in an Alternating Magnetic Field, *An International Cryogenic Materials Conference Publication*, 1990, Vol. 36.

[7] V. I. Matveev, Electron Transitions and the Spectrum of Radiation Emitted by an Atom Interacting with an Ultrashort Electromagnetic Pulse, *Technical Physics*, 2003, Vol. 48, Issue 6.

[8] M. R. James, L. Wilson, S. J. Lane, J. S. Gilbert, T. A. Mather, R. G. Harrison, R. S. Martin, Electrical Charging of Volcanic Plumes, *Space Sciences Series of ISSI*, 2008, Vol. 30.

[9] 李玉春，张学刚. 夫琅禾费单缝衍射光强分布的探讨. 大庆师范学院学报，2007 (5).
[10] 任国祥. 波函数的径向分布与原子轨道能级. 益阳师专学报，1986 (5).
[11] 游文章. 基础化学. 北京：化学工业出版社，2010.
[12] 瞿海，周世平. 高温超导体混合态磁通涡旋结构. 物理学报，1999，48 (2).
[13] 陈三凤，刘德虎. 现代微生物遗传学. 北京：化学工业出版社，2003.
[14] 左明雪. 人体解剖生理学. 北京：高等教育出版社，2003.
[15] 王玉玲. 中医经络生物电实质探讨. 前沿科学，2007 (1).

后记

本书是笔者思考近十年的产物，其间遇到过很多挫折。一开始笔者仅仅是为了揭开医学领域某些难以解释的问题，最终却不得不重新审视物质的概念，并编写此书以示后来者。编写过程是极其困难的，但基于对物质本身的敬畏，笔者以虔诚的心态从事着这项工作。

在工作和研究期间，笔者对现有科学的发展既有惊叹和赞同，也有很多质疑，因为事实上很多理论并不完美，人类理解起来也极其困难，但如果宇宙并不那么复杂呢？我们又需要什么样的理解方式呢？

从现有的人类文明中我们也许能得到启示，尤其是中国古代的思维概念目前仍然是个很难解释的谜团。宇宙也许并非我们现有科学认为的那样复杂和无序，事实上现有的许多科学认识可能从根基上就有问题，而这些认识源于我们自身的环境和生活背景，也正是我们所需要突破的。

在现有的理论中，许多科学理论需要在原来的基础上继续前进，进一步融合，如量子力学和相对论、光量子和波粒二象性等。此书是在西方文明和东方文明融合的基础上产生的，内收性粒子和外放性粒子是否接近于阴阳论仍有探讨的余地。

本书所涉问题的层面之深，理论涵盖面之广，或许不是近代任何一本书籍可以相比的。但由于笔者的学识、精力有限，书中的缺陷仍然很明显。虽然在写作期间进行了不断的修改、完善，但仍不尽完美。

写作本书不易，在编写此书的过程中笔者得到了家人的大力支持和好友余科、徐春光、秦建勇等人的大力帮助，并咨询过多位中医学专家，如谢喜学和陈敏庄医师，在此予以诚挚的感谢！

钟 华

2014 年 12 月